Vorwort

Altenpflege ist Schwerstarbeit. Viele AltenpflegerInnen sind längst an die Grenzen ihrer seelischen und körperlichen Belastbarkeit gekommen. Oft fühlen sie sich bei deren Bewältigung allein gelassen. Sie erleben selten gesellschaftliche Anerkennung, Entlastungen sind nicht sichtbar. Zahllose engagierte Mitarbeiter sind inzwischen auf der Strecke geblieben, da ihnen Unterstützung für ihre schwere Arbeit fehlte.

Weil hohe psychomentale Belastungen generell kennzeichnend sind für Pflegetätigkeiten sowohl in Pflegeheimen und Krankenhäusern als auch in ambulanter Pflege, lebt der Berufsstand heute vielfach damit, dass Menschen sich individuell überfordern. Doch wer gesund, zufrieden und leistungsfähig bleiben will, braucht neben Kompetenz für Pflege auch Distanz zum Beruf, die sich unter anderem im Bemühen um ein gesundes Gleichgewicht zwischen Anspannung und Entspannung ausdrückt.

In der täglichen Konfrontation mit gesellschaftlich bedingten Versorgungsdefiziten fällt es jedoch besonders AltenpflegerInnen schwer, das rechte Maß an Selbstfürsorge einzuhalten. Doch gerade sie brauchen gesunden Egoismus, um der Schwere ihrer Aufgabe gewachsen zu sein.

Aus diesem Grund haben sich aus Fragen nach den besonderen Belastungen des Berufes praktische Hinweise für Hilfestellungen ergeben. Schwerpunkt des Buches sind eine Fülle von Anregungen zum Selbstpflegetraining, also zu dem, was jede/r tun kann, um zufrieden zu sein und sich im Beruf wohl zu fühlen.

Viele Fallbeispiele aus der Praxis regen dazu an, eigene Verhaltensweisen zu überdenken und das eigene Maß an Selbstfürsorge und Wohlbefinden zu finden.

Ich wünsche mir für dieses Buch, dass es

- Lehrkräfte in Altenpflegeschulen zur Diskussion und Unterstützung für AltenpflegeschülerInnen nutzen
- Verantwortungsträgern in Altenpflegeeinrichtungen eine Anregung für Teambesprechungen und Fortbildungen ist

- sich Pflegende untereinander empfehlen, weil es ihnen Anregungen zum Innehalten, zur Aufmerksamkeit für sich selbst und zur praktischen Selbstfürsorge gibt.

Hamburg, im Januar 2002   Ruth Mamerow

Autorin

Die Autorin Ruth Mamerow ist Pflegepädagogin und Fachzeitschriftenredakteurin. Sie arbeitet freiberuflich als Autorin und Lektorin für Pflegeverlage und als Dozentin in der Aus-, Fort- und Weiterbildung für Pflegende. Das Thema Selbstpflege gehört seit Jahren zu ihren Schwerpunkten.

Dank

Viola Handke danke ich für alle geduldige Unterstützung, ihren unerschütterlichen Optimismus, sowie ihren fachlichen Rat als Gestalttherapeutin und Sozialpädagogin.
Ebenso danke ich Dr. Grit Wurlitzer, die mir bis zur letzten Seite eine einfühlsame, kluge Lektorin war, für ihre wertvollen Anregungen.

Inhaltsverzeichnis

1. Selbstpflege, nicht nur ein Pflegemodell 1
1.1 Orems Pflegemodell 2
1.2 Selbstpflege auch für Pflegende 3
1.3 Die besonderen Belastungen für Altenpfleger-
    Innen 7
1.3.1 Die gesellschaftliche Wertung von Schwerstarbeit 7
1.3.2 Die Arbeitssituation und ihre Folgen für Alten-
    pflegerInnen 8

2. Ressourcen nutzen 19
2.1 Verantwortungsbewusste Leitung 20
2.1.1 Leitungsstil prüfen 21
2.1.2 Gruppendynamik steuern 24
2.1.3 Arbeitsklima gestalten 25
2.1.4 Krisenpläne erstellen 26
2.1.5 Supervision anregen 28
2.1.6 Fortbildung ermöglichen 30
2.1.7 Selbstpflege der Mitarbeiter fördern 31
2.1.8 Netzwerkarbeit unterstützen 32
2.1.9 Teilzeitarbeit ermöglichen 34
2.2 Persönliche Ressourcen 36
2.2.1 Zufriedenheit fällt keinem in den Schoß 36
2.2.2 Erfolgreich sein und Wertschätzung erfahren 39
2.2.3 Wertschätzung im Team 45

3. Ich betrachte mich 49
3.1 Meine Ist-Situation 50
3.1.1 Wie geht es mir? 50
3.1.2 Wie gehe ich mit Stress um? 52
3.1.3 Wie nehme ich Probleme wahr? 58
3.2 Mein Selbstwertgefühl 65

4. Ich sorge für mich 77
4.1 Aufmerksamkeit für mich selbst 78

4.2   Selbstfürsorge im Beruf 87
4.3   Balance von Körper und Seele 97
4.3.1   Die Schlüssel zum Gleichgewicht 97
4.3.2   Belastung und Entspannung im Gleichgewicht .. 116

5. Ich trainiere für mich 127
5.1   Meine Arbeit reflektieren 128
5.2   Reden und Zuhören können 131
5.3   Konflikte bewältigen 143
5.4   Gewaltprävention verwirklichen 146
5.5   Aktivierende Pflege realisieren 153

6. Ich setze gute Vorsätze um 161
6.1   „Selbstpflegeplanung" 162
6.2   Durchhalten – aber wie? 164

7. Literaturverzeichnis 171

Index 175

Abbildungsnachweis

Kapitelanfangsseiten	Karin Wurlitzer, Quedlinburg
Abb. 1	„Die Zeit" Nr. 34 vom 16. 8. 2001
Abb. 2	Kuratorium Deutsche Altershilfe
Abb. 3	Karin Wurlitzer, Quedlinburg

Selbstpflege, nicht nur ein Pflegemodell

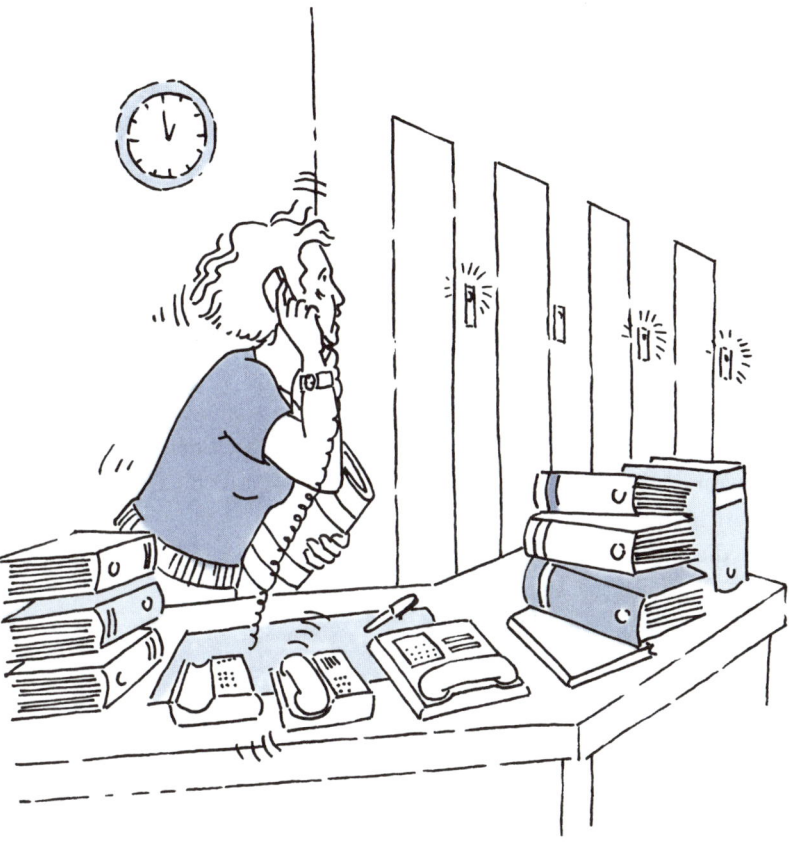

1

1.1 Orems Pflegemodell

Der Begriff der Selbstpflege ist in der Altenpflege zumindest seit *Dorothea Orem* bekannt.

In den 60er Jahren entwickelte Orem, die damals als Curriculum-Beraterin am amerikanischen Gesundheitsministerium arbeitete, ihr Selbstfürsorge – Defizit – Konzept. Auf der Basis dieses Konzeptes entstand ihr Pflegemodell mit dem Grundgedanken, professionelle Pflege sollte dann einsetzen, wenn Mängel in der Selbstfürsorge eines Menschen eintreten.

Orems Modell ist grundsätzlich ein *Pflege*modell und damit eine Theorie, die Beziehungen zwischen Pflegenden und Patienten bzw. Pflegebedürftigen beschreibt, damit Pflege gestaltet werden kann.

Auf der Basis von Orems **Selbstpflegemodell** entwickelte die Darmstädter Pflegeprofessorin Monika Krohwinkel ihr Modell der **fördernden Prozesspflege** mit der Struktur der AEDL, das besonders Pflegeeinrichtungen für Altenpflege positiv angenommen haben. Es dient hier als theoretische Grundlage für die Pflege und Betreuung von alten Menschen.

Self care (Selbstpflege, Selbstfürsorge) bedeutet im Sinne von Orem: erlernte, zielgerichtete Aktivität von Individuen. Verhalten in konkreten Lebenssituationen, auf sich selbst oder die Umgebung gerichtet, um Faktoren zu regulieren, die

- die eigene Entwicklung oder
- lebenswichtige Funktionen oder
- die Gesundheit oder
- das Wohlbefinden

beeinträchtigen[31].

Self care und Dependent care (Abhängigkeitspflege) dienen bei Orem folgenden **Zielen:**

- Unterstützung von Lebensprozessen und Förderung normaler Funktionen
- Vorbeugung, Kompensation von Einschränkungen
- Förderung des Wohlbefindens
- Aufrechterhaltung normalen Wachstums sowie normaler Entwicklung
- Vorbeugung, Kontrolle oder Heilung von Krankheitsprozessen.

1

Wer wollte daran zweifeln, dass zumindest die ersten vier der genannten Ziele auch auf „gesunde" Pflegende zutreffen, weil auch für sie ein **Selbstpflegebedarf** deutlich wird?

Dorothea Orem unterscheidet deshalb drei **Pflegesysteme**:

- das vollständig kompensatorische
- das teilweise kompensatorische
- das unterstützende.

Während in den ersten beiden Pflegesystemen Hilfe von außen erforderlich wird, können im Letzteren betroffene Person alle Tätigkeiten selbst ausführen. Sie benötigt lediglich in einigen Belangen Rat und Unterstützung.

 Orem erwähnt im Rahmen von Self care das **unterstützende Pflegesystem,** in dem Betroffene allen Anforderungen selbstständig gerecht werden können. Es sind lediglich Rat und Unterstützung von außen nötig, um der erforderlichen Selbstpflege umfassend gerecht werden zu können. Damit wird deutlich, dass auch Bedürfnisse Pflegender in diesem Rahmen gesehen werden sollten.

1.2 Selbstpflege auch für Pflegende

Selbstpflegebedarf entsteht nach Orem schließlich nicht abstrakt, sondern ergibt sich aus **Selbstpflegebedürfnissen.** Nach Orems Vorstellungen sind Menschen in der Regel zur Selbstpflege in der Lage. Es besteht ein Gleichgewicht zwischen **Selbstpflegebedarf** und **Selbstpflegefähigkeit.**

Selbstpflegedefizite liegen vor, wenn das Gleichgewicht gestört ist durch:

- Eingeschränkte Selbstpflegefähigkeit
- Erhöhte Anforderungen an die Selbstpflegefähigkeit.

Beide Situationen können allein durch Veränderungen der Arbeits- oder Lebenssituation auch bei Pflegenden auftreten oder durch Krisen und Krankheit hervorgerufen werden.

Erhöhte Anforderungen an die Selbstpflegefähigkeit treffen in besonderem Maße auf die Arbeitssituation von AltenpflegerInnen zu. Es braucht deshalb auch hier unterstützender Fürsorge damit:

- Selbstpflegedefiziten vorgebeugt wird
- Selbstpflegedefizite selbstständig beseitigt werden können.

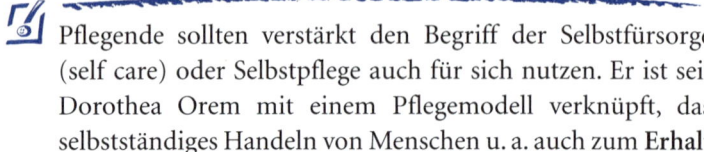

Pflegende sollten verstärkt den Begriff der Selbstfürsorge (self care) oder Selbstpflege auch für sich nutzen. Er ist seit Dorothea Orem mit einem Pflegemodell verknüpft, das selbstständiges Handeln von Menschen u. a. auch zum **Erhalt** ihrer Gesundheit beschreibt.

In beiden erwähnten Pflegemodellen wird deutlich, dass Vernachlässigungen der Selbstpflege besonders in Krisenzeiten auftreten. Dies gilt eben auch für Pflegende selbst. In Belastungszeiten leben sie ungesunder, sorgen schlechter für sich selbst, können sich schlechter entspannen, verlieren leicht die professionelle Distanz zu ihrem Beruf. Dr. Sabine Bartholomeyczik, Professorin für Pflegewissenschaft an der Fachhochschule Frankfurt/Main[29] weist darauf hin, dass Pflegende beispielsweise zu wenig über Beziehungsgestaltung lernen, weil dies als etwas Alltägliches angesehen wird. Vielen AltenpflegerInnen fällt es deshalb schwer, zu unterscheiden zwischen ihrer beruflichen Beziehung zu den alten Menschen, die sie betreuen, und ihrer Beziehung zu Menschen im privaten Umfeld, die ihnen nahe stehenden. Gerade in der beruflichen Beziehung sind jedoch Distanz und Selbstfürsorge erforderlich, um sich vor Burnout zu schützen (☞ 1.3.2, Kap. 5).

Um dies zu ändern, sollten eigene Gewohnheiten unter die Lupe genommen werden, damit neue Energien zur Selbstpflege freigesetzt werden können.

Längst findet der Gedanken der Selbstfürsorge nicht nur als Pflegemodell, sondern in seiner Bedeutung für das **Wohlbefinden** eines Menschen auch für Pflegende selbst verstärkt Beachtung.

Im Sinne von Selbstpflege beschäftigen sich Psychologen und Therapeuten intensiv mit dem Thema „Wohlbefinden" und seiner Bedeutung für die seelische und körperliche Gesundheit. Wichtiges Ziel künftiger Gesundheitsvorsorge gerade bei AltenpflegerInnen sehen Experten darin, Strategien zu entwickeln, die das Wohlbefinden der Mitarbeiter fördern.

Professor Dr. Hans Reinecker mit Lehrstuhl für Psychologie an der Universität Bamberg beschreibt die Notwendigkeit von **Wohlbefinden durch Selbstpflege** in drei Ebenen der menschlichen Existenz[2]:
- im Verhalten
- im subjektiven Erleben
- im körperlichen Bereich.

Diese drei Ebenen des Wohlbefindens haben gleichermaßen Gültigkeit für die Selbstpflege von AltenpflegerInnen.

Weil seelische und körperliche Prozesse untrennbar sind, ist auch Gesundheit und Wohlbefinden als Einheit zu verstehen und der **Selbstpflege zum Wohlbefinden** bei AltenpflegerInnen wesentlich mehr Aufmerksamkeit zu widmen.

 Tipps für die Praxis

Selbstpflege und Selbsfürsorge für AltenpflegerInnen heißt darauf zu achten,
- ▶ aufmerksam für sich zu sein (☞ 3.1, 4.1)
- ▶ das eigene Selbstwertgefühl und Selbstbewusstsein zu stärken (☞ 3.2)
- ▶ den Schlüssel zur eigenen Zufriedenheit zu finden (☞ Kap. 4)

1

▶ Möglichkeiten zur Entspannung zu finden
▶ das Gleichgewicht von Arbeit und Entspannung zu halten
▶ eigenen Ansprüche zu überprüfen
▶ abschalten zu lernen (☞ Kap. 4)
▶ die eigene Arbeit und die beruflichen Beziehungen reflektieren zu können (☞ Kap 5).

Fallbeispiel

„Wer nicht genießen kann, wird selbst bald ungenießbar." Diese Volksweisheit veranlasste einen Bereichsleiter, ein Seminar mit dem Titel „Selbstpflege durch alternative Massagetechniken zum Wohlfühlen" für Mitarbeiter zu organisieren. AltenpflegerInnen nutzten die Chance, sich selbst Gutes zu tun. Sie übten sich in Gesichts-, Nacken-, Hand- und Fußmassagen, lernten Vieles, was zur Entspannung und zum Wohlfühlen beitragen kann. In Rückmeldungen war zu lesen: „Ewig habe ich mich nicht so entspannt gefühlt." „Ich habe gemerkt, dass ich mir auch selbst etwas Gutes tun muss und kann, das ist mir in der ständigen Hektik ganz verloren gegangen."

Im Fallbeispiel haben AltenpflegerInnen die Chance genutzt, den eigenen Energieschalter wieder auf neue Kraft umzustellen und sich selbst „zu belohnen". Das Seminar hatte viele positive Wirkungen. Natürlich fragten skeptische Stimmen, welchen Nutzen eine Fortbildung für AltenpflegerInnen haben soll, deren oberstes Ziel **Selbstpflege** ist. Leicht kommen auch heute noch Mitarbeiter in Verruf, selbstsüchtig zu sein, wenn sie Selbstfürsorge ernst nehmen. Doch zunehmend wächst auch die Erkenntnis, dass nur wer sich wohlfühlt und in seinem Beruf zufrieden ist, dies auch weitergeben kann.

Selbstpflege wird missverstanden, wenn darunter verstanden wird, dass AltenpflegerInnen während der Arbeit in erster Linie um ihr eigenes Wohlgefühl besorgt sein sollen.

1

Selbstfürsorge bedeutet **nicht**, Belastungen im Beruf zu vermeiden.

Professionalität in der Altenpflege bedeutet auch, Schlüsselqualifikationen zu entwickeln, um den besonderen Anforderungen des Berufsbildes gewachsen zu sein und bei angemessenen Belastungen leistungsfähig zu bleiben.

1.3 Die besonderen Belastungen von AltenpflegerInnen

1.3.1 Die gesellschaftliche Wertung von Schwerstarbeit

AltenpflegerInnen erleben, dass

- Ansprüche und Bedürfnisse alter Menschen von gesellschaftlichen und politischen Verantwortungsträgern in unglaublicher Weise missachtet werden
- die Unterstützung alter Menschen in Deutschland, einem der reichsten Länder der Welt, auf Minimalversorgung zur Lebenserhaltung heruntergeschraubt ist
- ihre fachlich hochqualifzierte Tätigkeit, statt die erforderliche Aufwertung und Anerkennung zu erfahren, durch Hilfskräfte und Laien ersetzt wird.

Statt auf die körperlichen und psychischen Belastungen in der Altenpflege aufmerksam zu machen, beschränkt sich die öffentliche Disskussion häufig auf Sensationsmeldungen von Missständen, ohne deren echte Ursachen zu benennen. Dabei wird gern überhört, dass es AltenpflegerInnen selbst sind, die seit Jahren die Unterversorgung alter Menschen als skandalös anklagen und Überforderung der verbleibenden, engagierten Mitarbeiter deutlich machen.

Mit diesen Belastungen und gesellschaftlichen Druck müssen AltenpflegerInnen sich zusätzlich zu beruflichen Anforderungen auseinandersetzen. „Wir werden immer wieder in die Ecke ge-

1

drängt mit Forderungen an unser humanitäres Verhalten", so eine Pflegerin im ambulanten Dienst, „doch wer verhält sich uns gegenüber human, wer steht in der Gesellschaft zu uns?"

Schließlich erfordert der oft formulierte, wünschenswerte Verbleib hochbetagter und pflegebedürftiger Menschen in der häuslichen Umgebung doch auch eine Förderung der Qualität ambulanter Altenhilfe.

Weil die gesellschaftliche Unterstützung zu wünschen übrig lässt, haben AltenpflegerInnen gelernt, statt aufzugeben, Probleme lautstark zu benennen und sich gemeinsam für veränderte Pflegebedingungen zu engagieren. Eine Aufwertung und Anerkennung der Arbeit ist in Einzelfällen auch erkennbar, doch deutliche politische Zeichen fehlen nach wie vor. Die Zeit, lediglich entrüstet zu sein, ist längst überschritten. Die Probleme sind benannt und analysiert. Doch statt Veränderungen und Lösungsschritte einzuleiten, versickern berechtigte Forderungen im Kompetenzdschungel der Ämter, Verbände und Träger.

Echte Veränderung kann es nur dann geben, wenn dies eindeutig politisch gewollt ist. Dazu bedarf es weiterhin starken gesellschaftlichen Druckes und einer Öffentlichkeit, in der Altenpflege als Schwerstarbeit anerkannt ist.

Wer sich derzeit Berufszufriedenheit trotzdem schaffen oder erhalten will, ist auf Eigeninitiative angewiesen und muss fürsorgend für sich selbst sein.

1.3.2 Die Arbeitssituation und ihre Folgen für AltenpflegerInnen

Die Situation in der Altenpflege ist hinlänglich bekannt. Arbeitsbelastungen von AltenpflegerInnen wurden vielfach untersucht und ausgewertet. Obwohl teilweise neue Formen der Arbeitsorganisation eingeführt wurden, haben sich die Arbeitsbedingungen von AltenpflegerInnen bisher nicht so verändert, dass Belastungen nachweislich reduziert werden konnten.

Es ist nicht hinzunehmen, dass Pflegenden oberflächlich und in oft anmaßender Form verkauft wird, nun läge es nur noch an

1

ihnen. In Wirklichkeit ist jede erfreuliche Entwicklung nicht selten ein Kampf mit Einrichtungen, Beschränkungen und Vorurteilen.

Es gibt keine Hinweise darauf, dass sich die von Becker und Meifort 1997 und 1998 ermittelten Daten zur Berufsflucht von AltenpflegerInnen geändert haben[3]. Bereits 1998 machten diese Forschungsarbeiten des Bundesinstitutes für Berufsbildung Berlin in einer Längsschnittuntersuchung deutlich, dass von 100 AltenpflegerInnen fünf Jahre nach Ausbildungsende nur noch 15 im Beruf arbeiten. Jede vierte Altenpflegerin gab bereits ein Jahr nach Ausbildungsende die Tätigkeit auf.

Dies hohe Rate weist auf eine besondere Belastungssituation hin, deren Ursachen und Folgen so lange zur Diskussion stehen, bis diese beseitigt sind und günstigere Arbeitsbedingungen sich auch in Deutschland durchgesetzt haben.

■ Körperliche Belastungen

Die körperlichen Belastungen werden in erster Linie als Wirbelsäulenbelastungen, bedingt durch häufiges Tragen und Heben von Bewohnern, deutlich. Garg et al [25] wiesen in einer Studie in Altenheimen nach, dass in einer 4-Stunden-Schicht 26 Patiententransfers mit Heben und Tragen von Bewohnern bewältigt werden mussten. Dementsprechend sind Rückenschmerzen auch die von AltenpflegerInnen am häufigsten angegebenen Beschwerden. Garg weist darauf hin, dass die Druckkraft auf die Bandscheiben bei den (zu zweit) durchgeführten Transfers zwischen 4,4 und 5,0 Kilonewton liegt. Damit sei eine Belastung erreicht, die „mechanische Zerstörungsprozesse an Bandscheiben denkbar mache." Nahezu alle Altenpflegekräfte erleben im Laufe ihrer Tätigkeit ein Lendenwirbelsyndrom, dass sich sehr häufig zu einer ernsthaften Bandscheibenerkrankung entwickelt. Insgesamt wird bei Zimber[6] von einem vierfach erhöhten Risiko für Banscheibenvorfälle bei Pflegenden gegenüber Büroarbeitern gesprochen.

Weil der Berufsstand längst damit lebt, dass viele Menschen sich körperlich überfordern, wird in vielen Studien auf häufige, berufstypische Überlastungsfolgen aufmerksam gemacht[5,6]:

- Rückenbeschwerden bei 70 bzw. 85 % mindestens einmal in der Woche
- körperliche Beschwerden und Erkrankungen[7]
- Kopfschmerzen
- Ein- und Durchschlafstörungen
- ein erhöhtes Maß an somatischen Beschwerden bei zunehmendem Alter der AltenpflegerInnen[8].

Nicht zu unterschätzen sind Gefährdungen durch ein erhöhtes Infektionsrisiko bedingt durch den ständigen Kontakt von AltenpflegerInnen mit Körperflüssigkeiten und Ausscheidungen Pflegebedürftiger. Hoffmann und Michalis[6] weisen darauf hin, dass Senioren in sehr viel höherem Maß Hepatitis B infektiös sind als jüngere Menschen. In der Altenpflege sei deshalb generell von einem erhöhten Hepatitis B Risiko auszugehen.

■ Psychische Belastungen

Die Erkenntnis wächst allgemein, dass AltenpflegerInnen immer häufiger auch an die Grenzen ihrer psychischen Belastbarkeit kommen.
Ursachen dafür gibt es viele. AltenpflegerInnen nennen in der Regel fehlende Zeit für fachgerechte Pflege an erster Stelle. Die Klage über massive Zeitprobleme und sich daraus ergebende Missstände hat viele Gründe:

Pflegeorganisatorische Gründe:
- Die Zahl der im Durchschnitt von AltenpflegerInnen betreuten alten Menschen hat sich in fünf Jahren von 1993–1997 um ein Drittel erhöht[4].
- AltenpflegerInnen betreuen *durchschnittlich* 15 Pflegebedürftige je Schicht allein, dass bedeutet auch, dass an Wochenenden, in Urlaubszeiten oder zu Feiertagen in der Regel häufig die doppelte Anzahl oder mehr von einer Pflegekraft betreut werden.
- Die Anzahl schwerstpflegebedürftiger Bewohner hat stark zugenommen, weil alte Menschen erst einziehen, wenn die Pflege zu Hause absolut nicht mehr zu leisten ist.

- Die Dienstplangestaltung mit Schichtarbeit ist in der Regel unflexibel und nimmt wenig Rücksicht auf persönliche Bedürfnisse und Wünsche.
- Häufig sind an Wochenenden 12 Stunden Dienste üblich, Freizeit ist knapp bemessen.
- Selten gibt es Teilzeitangebote, Krisenmanagement, Kinderbetreuungsangebote.
- Unterstützende Angebote z.B. für Kinderbetreuung oder bei eigener Weiterbildung fehlen.

Pflegeinhaltliche Gründe[5, 1]

- Das Durchschnittsalter liegt in vielen Pflegeeinrichtungen bei 90 Jahren, viele AltenpflegerInnen erleben ihren Beruf deshalb als erfolglose Endlospflege, hinzu kommt, dass die Bewohner weniger kooperativ sind.
- Die Aufenthaltsdauer in vielen Pflegeheimen ist häufig geringer als ein Jahr, Bewohner werden lediglich zum Sterben aufgenommen, Mitarbeiter klagen darüber, dass ihre Einrichtungen zu „Sterbehäusern" werden.
- 35 Prozent der Befragten fühlen sich durch Tod und unheilbare Krankheiten von Pflegebedürftigen belastet.
- Längere Berufserfahrung führt nicht zu weniger emotionaler Anteilnahme. In der Gruppe der länger als 5 Jahre Tätigen geben 40 Prozent der Befragten starke Belastungen durch Tod und Leiden an.
- Pflegende können Ansprüchen von Angehörigen nicht gerecht werden.
- Die qualitativen Anforderungen an Pflege und Dokumentation wachsen, angemessene Fortbildung fehlt häufig.

Teambedingte Gründe:

- Die Anforderungen an ausgebildete AltenpflegerInnen steigen durch zu viel unqualifiziertes Hilfspersonal, dass angeleitet und beaufsichtigt werden soll.
- Innerhalb der Teams entstehen Beziehungsprobleme durch wachsende Anforderungen und fehlende Begleitung und Aufarbeitung bei Konflikten.

1

- Es gibt Sprach- und Akzeptanzprobleme durch eine Vielzahl von MitarbeiterInnen, deren Muttersprache nicht deutsch ist.

AltenpflegeschülerInnen nennen vorwiegend folgende Belastungsfaktoren[5]:
- fehlende Zeit für verantwortungsvolle Pflege
- Teamprobleme
- ungelernte Hilfskräfte
- geringer Verdienst.

Herausgeber Andreas Zimber vom Zentralinstitut für Seelische Gesundheit und Siegfried Weyerer zeichnen in dem Band „Arbeitsbelastungen in der Altenpflege" mit insgesamt 23 Expertenbeiträgen ein umfassendes Bild zur Arbeit und zu Belastungen in der Altenpflege[6]. Zimber fasst u. a. als **besondere Stressfaktoren** und Belastungen durch die betreuten Personen zusammen:
- Probleme im Umgang mit Bewohnern
- Konfrontation mit Tod und Sterben
- Umgang mit Demenzkranken.

■ Gesellschaftlich und institutionell bedingte Belastungen

Von AltenpflegerInnen wird regelmäßig die geringe gesellschaftliche Wertschätzung ihres Berufes beklagt. Verstärkt wird das schlechte Image durch Negativberichterstattung in Medien. Genannt wird auch die schlechte Bezahlung und die oft unklare Perspektive von Einrichtungen und deren Mitarbeitern. Hieraus resultiert nicht selten ein geringes Selbstwertgefühl, das die negativen Auswirkungen auf das Berufsbild noch verstärkt.

Zimber[6] nennt als Belastungen durch ungünstige Arbeitsbedingungen Folgende:
- Personalmangel
- mangelnde Qualifizierung
- Überlastung durch z. B. hohen Zeitdruck
- Rollenkonflikte innerhalb der Pflegeteams
- mangelnde soziale Unterstützung durch Kollegen
- mangelhafte Belohnungsstrukturen durch z. B. fehlendes Feedback.

Nicht unerwähnt bleiben sollen Belastungen, die Folge gesellschaftspolitischer Entwicklungen sind. So wird ein mühsam auf den Weg gebrachtes Altenpflegegesetz durch das Bundesverfassungsgericht gestoppt und damit eine einheitlich geregelte Ausbildung in der Altenpflege wiederum hinausgeschoben. Die Entwicklung im Ausbildungsbereich ist sehr kritisch zu sehen. Bewerberzahlen sinken, obwohl klar ist, dass die Zahl der pflegebedürftigen alten Menschen ständig steigt. In vielen Einrichtungen fehlen Fachkräfte, die fachgerechte Betreuungsarbeit leisten können. Die Fluktuationsrate steigt.

Alle diese Beispiele machen deutlich, dass AltenpflegerInnen Unterstützung auf vielen Ebenen benötigen, statt dass sie mit Forderungen erdrückt werden.

Es ist überflüssig, ständig neue Qualitätsansprüche in der Altenpflege zu entwickeln, wenn unterstützende Angebote fehlen für

- Fortbildung und qualifizierte Grundausbildung im Beruf
- Fortbildung zu mitarbeiterorientiertem Führungsverhalten und Pflegemanagement
- Förderung von Fähigkeiten zur angemessenen Konfliktbewältigung
- psychologische Begleitung des Personals durch Seelsorge, Supervision, kollegiale Beratung
- Anregung zur Selbstpflegeaktivität.

Belastungen hängen demnach von einer Reihe von Einflussfaktoren ab, deren Ursache zum großen Teil in Organisationsstrukturen der Einrichtung bedingt ist. Auch wenn sich Belastungen schlecht in Zahlen ausdrücken lassen, weist eine Vielzahl an Untersuchungen auf gleiche Einflussfaktoren hin. Tab. 1 nach Muthny et al (1993), Theorell (1989) und Widmer et al (1990)[6] zeigt konkrete Einflussgrößen auf die psychomentale Gesundheit Pflegender. In dieser Tabelle wird deutlich, dass es sich nicht ausschließlich um arbeitsweltbedingte Einflüsse handelt, deren Ursache unzureichende Organisationsstrukturen sind.

1

Tab. 1: Einflussgrößen auf die psychomentale Gesundheit Pflegender

Arbeitswelt	• Schlechte Arbeitsorganisation (Arbeitszeit) • Personalmangel • Häufig wechselnde Anforderungen und Reaktionen • Ständige Konzentrationsanforderung • Hohe Verantwortung
Soziale Umwelt	• Konfliktreiche Beziehungen zu Mitarbeitern und Vorgesetzten • Mangelnde Unterstützung • Umgang mit Leid und Sterben • Umgang mit Angehörigen
Persönlichkeitsstruktur	• Alter • Persönlichkeit • Ausbildung • Erwartung an den Beruf

Die Einflussfaktoren „soziales Umfeld" und „Persönlichkeitsstruktur" machen deutlich, dass jeder Mitarbeiter neben arbeitsbedingten auch persönliche Einflussgrößen erlebt. Sie können als Ressourcen in Form eines Selbstpflegepotentials zur eigenen Gesundheitsvorsorge genutzt werden. Dieses Potential jeder Altenpflegerin bewusster zu machen, gehört zu den Zielstellungen diese Buches.

■ Folgen

Erkrankungen
Neben den bereits genannten körperlichen Erkrankungen haben Stress und psychische Belastung regelmäßig die gleichen Folgen. Erschöpfungszeichen, eine gestörte Immunabwehr und damit verbunden eine hohe Rate an Erkältungskrankheiten werden beschrieben.

1

Bluthochdruck, Herz-, Kreislauf- und Magenbeschwerden werden häufig bei AltenpflegerInnen in Kombination mit Burnout-Symptomen beobachtet.

Auf der psychischen Ebene fallen als Belastungsfolgen Depression oder Aggression auf. Verstärkte Aufmerksamkeit sollte auch dem steigenden Gebrauch von Alkohol, Medikamenten und Nikotin gelten.

Burnout

Das Syndrom, das als emotionale Erschöpfung, nachlassendes berufliches Engagement und emotionale Distanzierung von Betreuten deutlich wird[26], zählt zu den sehr intensiv untersuchten Beanspruchungsfolgen. Als typische Zeichen für das Ausgebranntsein der Mitarbeiter werden regelmäßig genannt:

- Eine Vielzahl körperlicher und psychischer Beschwerden (☞ oben)
- Hohe Erkrankungsraten
- Geringe Arbeitszufriedenheit
- Starke Mitarbeiterfluktuation.

Besonders deutlich werden diese Zeichen der Erschöpfung in den erschreckend hohen Fluktuationsraten bereits kurz nach Beendigung einer Altenpflegeausbildung[3].

Mobbing

Nicht selten empfinden AltenpflegerInnen die Arbeitsatmosphäre innerhalb eines Teams oder ihrer Einrichtung als stark belastend. Es fehlen Kommunikationsstrukturen, Gruppenregeln sind nicht klar oder stark hierarchisch geprägt, Organisationsmängel erschweren die Arbeit, oder der Führungsstil leitender Mitarbeiter lässt wenig Raum zur Entfaltung aller. Derartig zusätzliche Belastungen haben Stress zur Folge, der sich wiederum darin äußern kann, dass Mitarbeiter sich Ventile für ihren Unmut suchen. Konflikte untereinander, die die Arbeitsatmosphäre zusätzlich belasten, sind nicht selten die Folge. Mobbing (engl.) wird übersetzt als belästigen, pöbeln. Der Begriff steht für negative Verhaltensweise von Mitarbeitern untereinander, die geprägt sind von[26]:

1

- übler Nachrede
- Drohungen
- lächerlich machen
- isolieren
- persönlichen Angriffen.

Alle diese destruktiven Verhaltensweisen vermeiden klare Kritik oder offene Auseinandersetzung. Sie dienen lediglich dem Ziel, Personen in ihrer Position zu schädigen oder zu vertreiben und sind oft Ausdruck rücksichtsloser Machtvorstellungen. Mobbing wird sich nicht völlig verhindern lassen, allerdings wird das Verhalten besonders durch Wegschauen gefördert. Inzwischen gehen viele Betriebe und Institutionen diesem Verhalten mit besonderer Aufmerksamkeit nach und treffen Vorkehrungen. Es gibt in vielen Einrichtungen einen für alle Mitarbeiter verbindlichen Verhaltenskodex oder auch Ansprechpartner bei Konflikten. Unter dem Stichwort Mobbing gibt es bereits auch im Internet wertvolle Tipps. Betroffene können sich auch an das bundesweite Mobbingtelefon der DAG und AOK in Hamburg wenden: Tel. 0 40/20 23 02 09.

Gewalt

Nicht grundlos wird das Thema Gewalt in der Altenpflege öffentlich diskutiert. Es fallen vermehrt Übergriffe von Pflegebedürftigen gegenüber AltenpflegerInnen auf, aber zunehmend werden Pflegende auch selbst zu Tätern. Um jedoch sich selbst und den Pflegebedürftigen schützen zu können, müssen AltenpflegerInnen

- das fachliche und emotionale Vermögen besitzen, sich in den Pflegebedürftigen hineinzuversetzen
- mit Abwehrmechanismen umgehen können
- Ängste sowie Gefahrensituationen präventiv erkennen (☞ 5.4)
- eigene Entlastungsstrategien nutzen können[23].

Dies erfordert, auch auf die eigene Befindlichkeit zu achten, eigene Grenzen zu erkennen und einzuhalten.
Belastungsgrenzen sind schnell erreicht, wenn

- Verantwortlichkeiten unklar sind
- organisatorische Strukturen fehlen
- Kompetenzen nicht klar sind.

Überreaktionen von Pflegenden sind nicht entschuldbar, doch erklärbar. Ihre Ursachen liegen in der Regel in Überforderung und Burnout.

Ressourcen nutzen

2

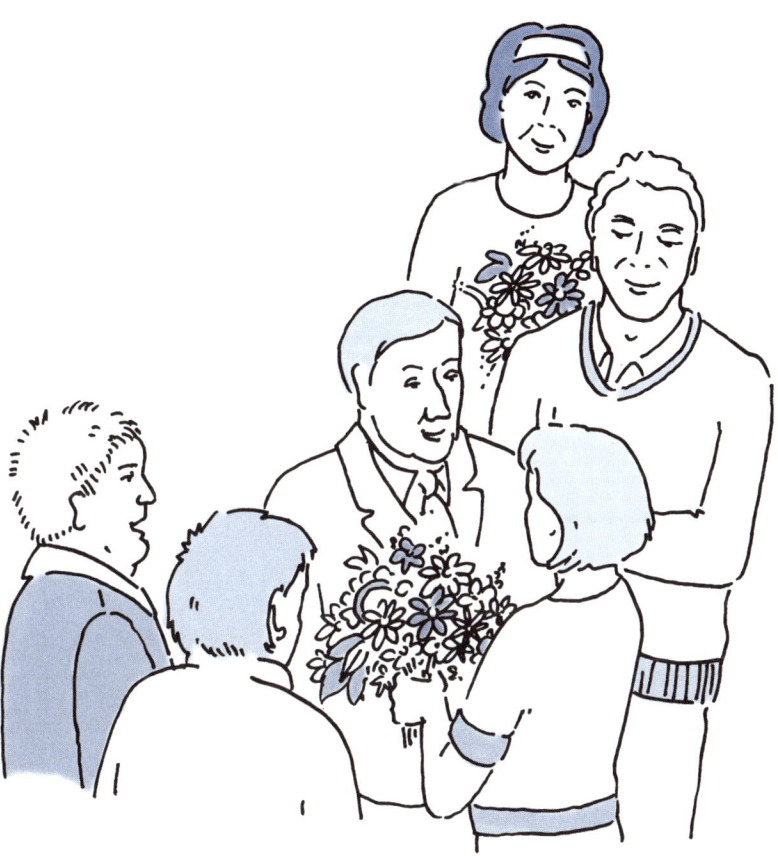

2.1 Verantwortungsbewusste Leitung

Entscheidenden Einfluss auf das Wohlbefinden der Mitarbeiter haben nach wie vor Wohnbereichs-, Pflegedienst- und Heimleitungen sowie übergeordnete Verantwortungsträger. Ihre Autorität und ihr Pflegemanagement bestimmen gewollt oder ungewollt in einem entscheidenden Maß die Arbeitszufriedenheit der Mitarbeiter. Verantwortungsträger müssen deshalb die besonderen Belastungen ihrer Teams nicht nur kennen, sondern in der Lage sein, durch *mitarbeiterorientiertes Führungsverhalten* gezielt Unterstützung anzubieten.

 Mitarbeiterorientiertes Führungsverhalten bedeutet für Leitungsträger, die Belastungen der Mitarbeiter wahrzunehmen, zu reflektieren und gezielte Bewältigungsstrategien zu entwickeln. Mitarbeiterorientiertes Führungsverhalten ist gekennzeichnet von einem kooperativen (demokratischen, partnerschaftlichen) Leitungsstil.

Nicht selten wird in Pflegeeinrichtungen jedoch auch in autoritärer Weise das Mitspracherecht der Mitarbeiter eingeschränkt und missachtet. Die Folgen sind häufig an hohen Fluktuationsraten ablesbar.

Fallbeispiel
Claudia berichtet: „Beim Bewerbungsgespräch in der Altenpflegeeinrichtung „Knallhart" wurde mir mitgeteilt, die Mitarbeiter bekämen monatlich eine Leistungsprämie von 100 DM. Doch die Prämie würde rückwirkend ausgezahlt und zwar nur, wenn ich mich im zurückliegenden Monat weder krankgemeldet, noch den Dienst getauscht habe."
Außerdem wurden die AltenpflegerInnen verpflichtet, in jeder Dienstschicht Essengeld zu zahlen, dafür konnten sie dann am Personalessen teilnehmen. Wer sich im Dienst selbst verpflegen wollte, musste trotzdem zahlen. Claudia hat die angebotene Stelle nie angetreten.

2

Die noch im Jahr 2001 wahre Begebenheit des Fallbeispiels macht deutlich, wie anmaßende Forderungen von Verantwortungsträgern die Motivation und Berufszufriedenheit zerstören können. Dagegen steht beispielsweise das Angebot der Altenpflegeeinrichtungen „Lotte Lemke" in Bremerhaven beispielgebend für mitarbeiterorientiertes Management. Hier sind die Mitarbeiter, Freiwilligen Helfer, Bewohner, Besucher und Anwohner aus dem Stadtteil täglich eingeladen zum Angebot des Restaurants und Cafés „Sammeltasse", wo man von Freiwilligen Helfern nicht nur bekocht, sondern auch freundlich bedient wird. Zum Kaffee gibt es selbst gebackenen Kuchen und abends werden gut besuchte Veranstaltungen für den ganzen Ort angeboten. Die 100 Freiwilligen der Einrichtung bekommen während ihres Einsatzes das Essen übrigens kostenlos!

Viele Träger haben wie im Lotte Lemke Heim längst erkannt, dass das Wohlbefinden ihrer Bewohner in erster Linie geprägt ist von der Arbeitszufriedenheit der Pflegenden. Sie bemühen sich deshalb in vielfältiger Weise, die Mitarbeiter in ihren Arbeits- und Lebensbedingungen zu unterstützen.

Nur einige Beispiele sollen hier genannt werden, wie Pflegemanagement gestaltet sein muss, um den besonderen Belastungen ihrer Teams Rechnung tragen zu können.

 Tipps für die Praxis

Nicht abwarten und passiv bleiben, wenn Ansprüche an das Pflegemanagement bestehen. Jedes Team sollte *gemeinsam* mit seinen Vorgesetzten daran arbeiten, dass die Bedürfnisse der Mitarbeiter wahrgenommen werden und ein Arbeitsklima möglich ist, in dem sich Mitarbeiter wohlfühlen und zufrieden arbeiten.

2.1.1 Leitungsstil prüfen

Wesentlichen Einfluss auf die Zufriedenheit von Mitarbeitern hat der Leitungsstil. Er prägt das Arbeitsklima und das Rückmeldungsverhalten in Pflegeeinrichtungen. Für Mitarbeiter ist im Verhältnis zu Leitungsträgern bedeutend, Mitbestimmungsspielraum zu erleben. Als mitarbeiterorientiertes Verhalten werden Angebote zur Entlastung empfunden wie:

- Fortbildung
- Supervision
- Selbstpflegeseminare
- Krisenpläne
- Netzwerkarbeit
- Möglichkeiten zur Teilzeitbeschäftigung.

Ebenso wichtig ist es für Mitarbeiter, Aufstiegsperspektiven zu haben und diese in regelmäßigen *Personalförderungsgesprächen* mit ihrer Leitung besprechen zu können.

Fallbeispiel

Sahra erzählt der Freundin, die in einer anderen Einrichtung arbeitet: „Unser Bereichsleiter ist echt toll, noch nie hat er uns in die Pflege reingeredet oder kontrolliert, was wir da machen. Er hat Vertrauen zu uns und gibt lieber mal 'ne Runde Eis aus. Der ist echt bei allen beliebt. Doch die Oberin macht ständig Stress, dauernd prüft und korrigiert sie, was wir in die Pflegedokumentation schreiben, weil die ja vom MDK geprüft wird, wie sie sagt."

Weder die eine, noch die andere Variante des Verhaltens der Verantwortungsträger sind unterstützend für ein Team. Obwohl Sahra sich unter der (Nicht)leitung durch den Bereichsleiter wohler fühlt als bei der Kontrolle durch die Oberin, hat sie von beiden Verantwortlichen keine echte Unterstützung in ihrer Arbeit. Während der eine nicht hinschaut, zeigt die andere deutlich ihre Macht und kontrolliert in abwertender Weise, statt anzuleiten und ihre Mitarbeiter zu trainieren.

„Verantwortungsträger, die über Jahre lang ihre Mitarbeiter mehr oder weniger verwaltet haben, wundern sich: Sie erwarten Mitarbeiter, die Hochleistungssportler sind, haben diese aber auf einem Kinderspielplatz trainiert", so der Unternehmensberater Thomas Eckhard[14].

Der Verantwortungsbereich von Führungskräften in Pflegeheimen betrifft Bewohner ebenso wie Mitarbeiter. Ein **kooperativer**

Leitungsstil (für den auch synonym die Begriffe partnerschaftlicher oder demokratischer Leitungsstil benutzt werden) bedeutet, weder zu bevormunden und zu kontrollieren noch ausschließlich zu vertrauen und auf Information zu verzichten, sondern Mitarbeiter zu fördern und zu fordern. Wer Pflegekräfte einstellt, sie aber über Jahre hinweg nicht weiterbildet und dann darüber klagt, dass sie nicht selbsständig arbeiten und planen können, ist selbst Schuld.

 Tipps für die Praxis
Mitarbeiter in Veränderungsprozesse einbeziehen, damit aus Betroffenen Beteiligte werden.

 Ein **kooperativer Leitungsstil**
- baut Macht ab durch Transparenz und Möglichkeit zur Mitsprache
- gibt AltenpflegerInnen die Chance, selbstständig und eigenverantwortlich zu arbeiten
- sorgt dafür, dass persönliche Fähigkeiten und Kenntnisse eingebracht und gefördert werden
- entwickelt familienfreundliche Arbeitszeitmodelle
- sorgt mitarbeiterorientiert dafür, dass Belastungen erkannt und reduziert werden können.

Verantwortlich handelnde Teams fordern deshalb nicht nur die gegenseitige Rückmeldung zu ihrer Arbeit ein, sondern planen gemeinsam mit ihren Vorgesetzten regelmäßig:
- Informationsaustausch und Begleitung zur Situation im Team
- Gegenseitige Rückmeldung zu geleisteten Arbeit
- Fachliche Information, Anleitung und Fortbildung für das Team.

Für sie bedeutet Leitung, verantwortliche Begleitung aller Aufgaben und Leistungen des Teams.

2

2.1.2 Gruppendynamik steuern

Leitungsträger sollten sich dessen bewusst sein, dass Mitarbeiter eines Teams häufig sehr stark geprägt sind von Normen, die als *Gruppenverhalten* jedes einzelne Teammitglied prägen.

Diese Normen können sich positiv und negativ auf die Mitarbeiter auswirken und sollten nicht unreflektiert bleiben. Wenn Teams ausschließlich in starres *Gruppendenken* verfallen, bei dem abweichende Meinungen oder Verhaltensweisen nicht geduldet werden, sollte dies zu Denken geben. Veränderungen sind unbedingt erforderlich, weil sonst sehr schnell Unflexibilität und „Scheuklappen" die Folge sein können und die Gefahr besteht, dass einmal festgelegte Normen jede Entwicklung verhindern. Häufig erlebt man in Teams mit starrem Gruppenverhalten, dass Mitarbeiter bestrebt sind, sich gegenseitig zu bestätigen, abweichende Meinungen oder gar Kritik keinen Raum finden und alles verpönt ist, was die „kollektive Harmonie" sprengt. Alles, was diese Harmonie stört, wird dann abgelehnt.

Fallbeispiel

Altenpflegerin Simone hat während einer Fortbildung das Handling von Menschen mit körperlichen Einschränkungen nach kinästhetischen Grundsätzen gelernt. Sie möchte ihr Wissen gern anwenden und weitergeben. Als sie das in einer Dienstberatung anspricht, antwortet ihr Kollege: „Das ist doch alles Mumpitz und geht bei unseren Bewohnern sowieso nicht. Wir machen das so, wie es immer geklappt hat." Niemand widerspricht und Simone macht keinen weiteren Versuch, ihre Erfahrungen weiterzugeben, sondern arbeitet nach einiger Zeit selbst im alten Stil weiter.

„Die Suche nach Einmütigkeit ersetzt kritisches Denken", so der Psychologieprofessor Dieter Frey von der Universität Kiel[9] zur Charakteristik solcher Gruppen. Um derartige Entwicklungen zu verhindern, sollten Leitungsträger und Teams deshalb selbst darauf achten, dass

* alle Teammitglieder sich dazu ermuntert fühlen, neue Informationen weiterzugeben, Kritik zu üben und Vorschläge einzubringen

- „Minderheiten" mit abweichenden Meinungen zu Wort kommen
- keine Furcht herrscht, eigene Meinungen zu vertreten
- Gruppen heterogen zusammengesetzt sind, beispielsweise
  - ältere und jüngere Mitabeiter
  - kritsche und unkritische Mitarbeiter
  - ängstliche und mutige Mitarbeiter
  - entscheidungswillige und entscheidungsscheue Mitarbeiter
  - Männer und Frauen.

2.1.3 Arbeitsklima gestalten

Selbstverständlich tragen Bereichs- und Pflegedienstleitungen Verantwortung für das Arbeitsklima innerhalb der Teams sowie für die gesamte Einrichtung. Ein entspanntes Arbeitsklima ist möglich, wenn Mitarbeiter motiviert sind, ihre Arbeit zu tun. Doch auch für ihre Motivation sind AltenpflegerInnen nicht allein zuständig, sondern sie ist erst dann beständig, wenn beispielsweise Anerkennung und Wertschätzung der Arbeit (☞ 3.2) sowie Übertragung von Verantwortung zur Leitungskultur gehören. Eine leitende Mitarbeiterin, die in ihrer Tätigkeit die motivierende Rückmeldung gegenüber Teams vernachlässigt, vergibt wertvolle Chancen, auf die Arbeitszufriedenheit innerhalb eines Teams Einfluss zu nehmen. Anerkennung und Motivation können viele Ausdrucksformen haben.

Fallbeispiel
Der Bereichsleiter überträgt einer neuen Kollegin die Eigenverantwortung zur Bestellung von Pflegeartikeln mit den Worten: „Ich habe gemerkt, dass Sie im vergangenen halben Jahr viele Aufgabe über ihre Verantwortung hinaus im Blick behalten und selbstständig problemlos erledigt haben. Ich freue mich über ihr Engagement und würde gern die Zuständigkeit für sämtliche Bestellungen von Pflegeartikeln in ihre Kompetenz legen. Sind sie damit einverstanden?"
Die Angesprochene freut sich, weil sie Anerkennung für ihren Einsatz erlebt und stimmt der neuen Aufgabe gern zu.

2

Leitende MitarbeiterInnen müssen wissen, wie wichtig **Wertschätzung** für die Arbeitszufriedenheit ihrer Mitarbeiterinnen ist. Es
darf keine Teamsitzung vergehen, in der nicht auch betont wird,
dass die MitarbeiterInnen ihre Arbeit gut machen. In der derzeitig
angespannten Situation für Pflege allgemein sollte jeder leitende
Mitarbeiter in erster Linie seinen Teams Anerkennung und Dank
für die geleistete Arbeit nicht vorenthalten. Statt zu besonderen,
seltenen Gelegenheiten, sind die tägliche Leistungen der Mitarbeiter zu erwähnen und anzuerkennen, denn nur dann erleben diese
sich erfogreich und anerkannt. Auch **Lachen, Spaß** und **Fröhlich-
keit** gehören zu einem Team, das Schwerstarbeit leistet (☞ 4.3). So
wie eine Spaßkultur geübt und gefördert werden kann, sind auch
Feste und Feiern nicht nur für Bewohner da, sondern sind mit viel
Engagement auch gerade als Dank an die Mitarbeiter zu planen.

 Tipps für die Praxis
Wer schwer arbeitet, sollte Goethes Mahnung im „Schatzgräber"
nie aus den Augen verlieren:
„.. Tages Arbeit! Abends Gäste!
Saure Wochen! Frohe Feste!
Sei dein künftig Zauberwort."

2.1.4 Krisenpläne erstellen

Es gibt in Pflegeeinrichtungen natürlich Pflegepläne, eine Fülle von
Pflegestandards, Hygiene- und Arbeitspläne, doch für regelmäßig
wiederkehrende kritische Situationen, in denen Mitarbeiter fehlen,
gibt es in der Regel keine unterstützende Anleitung. Dabe wäre gerade dann hilfreich und entlastend, klare Anweisungen zu haben,
was **nicht** getan werden kann, wenn **Engpässe in der Personal-
situation** deutlich sind.
Natürlich belastet es einzelne Mitarbeiter stark, wenn niemand die
Verantwortung für das übernimmt, was unter besonderen Bedingungen nicht von ihnen zu leisten ist.

Besondere Bedingungen entstehen immer dann, wenn Mitarbeiter ausfallen, so dass geplante Aufgaben nicht zu bewältigen sind.

 Nicht selten geben sich AltenpflegerInnen dafür her, Dinge und Arbeitsweisen zu vertuschen, statt offen mit Verbündeten dafür zu sorgen, dass Missstände durch Personalmangel ausgesprochen werden. Doch wenn sie Gefahren und Unterlassungen nicht offen machen, werden Bedingungen nicht geändert. Sie tragen stattdessen Mitverantwortung für **gefährliche Pflege**.

Um sich selbst zu schützen und nicht in die Lage zu kommen, Dinge mit schlechtem Gewissen unterlassen zu müssen, weil sie nicht zu schaffen sind, sollten AltenpflegerInnen von ihren Vorgesetzten deshalb die Erstellung von Krisenplänen für Notsituationen, in denen Mitarbeiter ausfallen, einfordern. Nur so ist es ihnen möglich, sich nicht mit permanent schlechtem Gewissen für Dinge verantwortlich zu fühlen, die sie nicht verantworten können.

 Wer Dinge als erledigt in die Pflegedokumentation einträgt, die nicht durchgeführt worden sind, macht sich strafbar und ist eigenverantwortlich für die Unterlassungen.

Fallbeispiel
In einem offenen Brief an das Pflegemanagement, den Träger und den Vorstand der Einrichtung macht ein Team darauf aufmerksam, dass es die Verantwortung für Pflegefehler während der Feiertage, die in in vier Wochen anstünden, nicht übernehmen könnten. Es seien noch zwei ausgebildete Mitarbeiter erforderlich, um alle anstehenden Aufgaben erledigen zu können oder es müsse klar definiert werden, welche Arbeiten während der Feiertage wegfallen sollten.

2

Wachsendes Selbstbewusstsein und Verantwortungsgefühl bei AltenpflegerInnen werden deutlich, wenn diese sich nicht mehr scheuen, sich zu verbünden, um gegenüber oberflächlichen und anmaßenden Forderungen von Verantwortungsträgern gemeinsam auftreten zu können.

2.1.5 Supervision anregen

Besonderen Belastungen im Beruf kann auch durch Supervision für Mitarbeiter Rechnung getragen werden. Um die eigenen Verhaltensweisen im Team unter fachlicher Begleitung regelmäßig reflektieren zu können, gibt Supervision AltenpflegerInnen wichtige entlastende Anregungen zum Umgang mit Bewohnern, Angehörigen und Mitarbeitern. Im geschützen Rahmen können Kommunikationstraining oder Training von Verhaltensweisen ebenso wichtig sein wie die Rückmeldung untereinander zu bestimmten Situationen.

Fallbeispiel
Sabrina erzählt während der Teamsitzung mit kollegialer Supervision beiläufig, dass sie noch vor Wut koche, weil die Bewohnerin Frau Spiegel ihr wieder den Löffel aus der Hand geschlagen habe und das Essen über den Tisch gespritzt sei. „Ständig habe ich Probleme mit ihr", sagt sie erbost. Im Gespräch erfährt Sabrina, dass andere KollegInnen der Frau den Löffel beim Essenreichen selbst in die Hand geben und nur die Hand zu Mund führen. Diese Unterstützung nimmt die sprachbehinderte Frau Spiegel an, ohne sich zur Wehr zu setzen. Von der Teamleiterin wird Sabrina nun gefragt, was sie eigentlich noch immer so wütend mache.

Weil die Teamleiterin sich mit den eigentlichen Informationen nicht zufrieden gibt, sondern „nachhakt" und nach weiteren Ursachen für die Wut forscht, sprudeln schließlich die Worte nur so aus Sabrina heraus. Ja, sie habe hier eine Menge Probleme, nicht nur mit Frau Spiegel. Sie fühlt sich von allen beobachtet und glaubt, sie habe „einen schlechten Stand" im Team, weil sie wegen ihrer kleinen Tochter eine halbe Stunde später zum Frühdienst kommt. Wenn sie sich dann beeilen würde, um die verlorene Zeit aufzuholen, sei sie schon mal nervös, wenn etwas nicht so liefe, wie sie es gedacht hätte. Außerdem fühle sie sich nicht ausreichend informiert, denn alle anderen wüssten schließlich über Frau Spiegel Bescheid.

Eine Fülle von Störungen sind plötzlich benannt und können nun in angemessener Weise im Rahmen der kollegialen Supervision bearbeitet werden.

 Tipps für die Praxis

Kollegiale Supervision im geschützten Rahmen regelmäßig anbieten und üben, damit belastende oder störende Dinge erkannt, angesprochen und beseitigt werden können. Im Reflektieren der eigenen Arbeits- und Verhaltensweise sind viele AltenpflegerInnen noch ungeübt und unsicher und benötigen Unterstützung (☞ 5.1).

Zimber[6] beschreibt unter anderem, dass AltenpflegerInnen vielfach von Ekelgefühlen, einem bisher wenig benannten Belastungsfaktor, berichteten. Gerade Sprachlosigkeit mache es den Pflegenden schwer, den Ekel zu verarbeiten, der bei den vielen Verdauungsproblemen pflegebedürftiger alter Menschen auftaucht. Gelingt es nicht, dieses Erleben zu bearbeiten und wirksame Strategien zur Bewältigung in Form von Selbstpflege auch in diesem Bezug zu entwickeln, kann dies sehr schnell zu psychischen Überlastungen und Berufsausstieg führen. Selbstpflegestrategien könnten in diesem Fall bedeuten, den Austausch mit Kollegen zu erleben und so Unterstützung zu erfahren. Für das bisher verpönten Thema kann so im Team gemeinsam nach Entlastungsstrategien gesucht werden. Beispielsweise kann es für AltenpflegerInnen wichtig sein:

- eigene Ängste und Gefühle zu benennen
- belastende Tätigkeiten gemeinsam durchzuführen
- sich gegenseitig Arbeiten abzunehmen.

2.1.6 Fortbildung ermöglichen

Fortbildung hat ebenfalls entlastende Funktion, wenn sie im entsprechenden Rahmen Themen zur Bearbeitung anbietet, die AltenpflegerInnen selbst benennen. Es ist wenig sinnvoll, einer Kollegin zur Dienstbesprechung ein Referat für alle abzuverlangen, dass sie auch noch in ihrer Freizeit vorbereiten soll. Dienstbesprechungen stehen in der Regel unter Zeitdruck und können regelmäßige Fortbildung nicht ersetzen.

Forbildungen können jedoch so attraktiv gestaltet sein, dass nicht nur zwanglos gelernt und trainiert werden kann, sondern, dass auch für Erholung, Entspannung und Selbstpflege Raum und Zeit bleiben.

Fallbeispiel

Ein Team des Pflegeheimes A hat es mit Hilfe ihrer Wohnbereichsleitung geschafft, zwei Tage zur Fortbildung in eine andere Stadt zu reisen, um dort Mitarbeiter des Pflegeheims B vor Ort zu besuchen. Die Mitarbeiter in B wollen ihre Erfahrungen mit aktivierender Pflege und freiwilligen Helfern gern weitergeben. Seminarräume und Unterkunft für die Besucher stehen in der nahe gelegenen Altenpflegeschule zur Verfügung. Am ersten Tag, an dem es zum intensiven Erfahrungsaustausch auch auf den Pflegestationen in B. gekommen ist, gehen alle Beteiligten abends gemeinsam essen und später noch in die Disco. Der zweite Tag steht ausschließlich zum Kennenlernen der Stadt zu Verfügung.

Die Fortbildung wurde von allen Mitarbeitern als gelungen und erholsam empfunden. Auch ein Termin für einen Gegenbesuch wurde festgelegt. Die positiven Rückmeldungen bewirkten, dass die Pflegedienstleitung auch andere Teams zu ähnlichen Aktivitäten motivieren wird. Dienstvertretung während der Fortbildung hatte sich das Team übrigens selbst im Austausch mit einem anderen Team organisiert, für das es demnächst die Vertretung übernehmen wird.

2.1.7 Selbstpflege der Mitarbeiter fördern

Vielfach wird deutlich, dass AltenpflegerInnen sich individuell überfordern und es an nötiger Selbstfürsorge mangeln lassen, um den eigenen Qualitätsansprüchen an professionelle Pflege gerecht zu werden. Damit jedoch Belastung und Entspannung im Gleichgewicht bleiben können, sind auch Verantwortungsträger gefordert, die Selbstpflege ihrer Mitarbeiter zu unterstützen (☞ 4.2).

„Dem Ruf nach patientenorientierter Pflege muss der Ruf nach pflegepersonalorientierter „Selbstpflege" folgen." Prof. Dr. E. Grond[27].

Selbstpflege der Mitarbeiter zu fördern kann bedeuten, bewusst Einfluss zu nehmen auf

- gesundheitsfördernde Maßnahmen innerhalb der Einrichtung, z. B. durch vitaminreiche Pausenversorgung, Sportangebote
- entlastende Angebote für Mitarbeiter, z. B. durch Waschservice, Kinderbetreuung, Möglichkeiten zur Teilzeitarbeit
- Training von wertschätzendem Verhalten, z. B. durch Gesprächsgruppen, Supervisionsmöglichkeit
- Bereitstellung von Hilfsmittel- und Fortbildungsangeboten
- Pausengestaltung der Teams durch Schaffung ansprechender Pausenräume
- besondere Begleitung von Teams in Belastungssituationen
- entlastende Dienstplangestaltung durch Nutzung von Zeitarbeitsfirmen
- Planung von Selbstpflegeseminaren und entspannenden Gruppenaktivitäten.

 Tipps für die Praxis

So, wie es regelmäßig in Dienstberatungen zu Themen der Pflegequalität gibt, sollte auch *Selbstpflegequalität* zum gängigen Arbeitsbegriff werden. Was spricht dagegen, neben den vielen bereits exis-

tierenden Qualitätszirkeln für Pflege, **Qualitätszirkel für Selbstpflege** einzuführen? (☞ 6.1).

Selbstpflege zu fördern bedeutet auch, gesundheitsbewusstes Verhalten der Mitarbeiter anzuregen und zu unterstützen. Immer
wieder wird deutlich, dass AltenpflegerInnen Gesundheit für einen
sehr wichtigen Wert halten und viel Fachwissen zum gesundheits-
bewussten Verhalten erwerben, doch Beobachtungen zeigen auch,
dass eigenes gesundheitsbewusstes Verhalten vielen sehr schwer
fällt. Beispielsweise rauchen ein Großteil der AltenpflegerInnen
regelmäßig, viele achten wenig auf Selbstpflege durch entlastende
Angebote. So gibt es beispielsweise oft ungenutzte Hilfsmittel zum
Heben und Tragen in Einrichtungen, obwohl die Mitarbeiter unter
Rückenschmerzen leiden. Die Selbstpflege der Mitarbeiter sollte
deshalb unbedingt zu Managementaufgaben von Pflegeleitungen
gehören.

2.1.8 Netzwerkarbeit unterstützen

Verstärkt wird in Lebensräumen von Menschen angestrebt, unterschiedlichste Träger unter dem Begriff **Sozialräumliches Arbeiten**
oder **Netzwerkarbeit** für ein Gebiet miteinander zu verknüpfen.
Es gibt häufig viele Einzelinitiativen, auf der einen Seite und Bedürfnisse auf der anderen Seite, die nichts voneinander wissen, weil
ihnen Kontakt oder Information fehlen. So genannte Netzwerkarbeit ist darauf ausgerichtet, Kontakte zu knüpfen und zu pflegen,
damit Engagement und Aktivitäten sinnvoll und effektiv miteinander gebündelt und genutzt werden können. So können beispielsweise in einem Stadtteil auch Initiativen und Angebote für alte
Menschen miteinander verknüpft werden, zum Nutzen und zur
Entlastung Vieler.

Fallbeispiel
*Altenpflegerin Susanne fühlt sich entlastet, weil sie regelmäßig
Betreuungsaufgaben für einen schwerstpflegebedürftigen Bewohner
an geschulte Mitarbeiter des Freiwilligen Dienstes (FSD) abgeben*

kann. Die freiwillig tätige Gruppe arbeitet im Stadtteil für mehrere Einrichtungen und bemüht sich darum, Heimbewohner zu besuchen und bei Aktivitäten im Stadtteil zu begleiten.

Beteiligte in einem Netzwerk können Behörden, Organisationen und unterschiedlichste Träger ebenso wie der Friseur, der Ladenbesitzer, die Kirchen, das Altenheim und die ambulanten Dienste im Stadtteil sein. Besonders im ambulanten Pflegedienst aber auch in Altenheimen, greifen Mitarbeiter auf Netzwerkarbeit zur Unterstützung ihrer Teams zurück.

 Für Altenheime kann Vernetzung mit ambulanten und ehrenamtlichen Diensten sowie Einrichtungen die Kurzzeit-, Nacht- oder Wochenendpflege anbieten, wichtige Entlastung bedeuten.

Fallbeispiel
Kerstin ist von ihrem Altenheim zum regelmäßigen Termin beim Stadtteiltreff freigestellt worden, um über Aktivitäten und Angebote informiert zu sein und Initiativen der Einrichtung damit verknüpfen zu können. Regelmäßig berichtet sie im Team darüber. Sie bekommt außerdem monatlich einen halben Tag zur Verfügung zur Kontaktpflege mit Initiativen und anderen Einrichtungen. Von ihren Mitarbeitern erhält sie konkrete Hinweise, an welchen Kontakten diese interessiert wären. Das kann das Straßencafé ebenso sein, wie der Taxiladen oder der ambulante Dienst zwei Straßen weiter. Angebote können so zum Nutzen der Bewohner erweitert werden, ohne dass Mitarbeiter zusätzlich aktiv werden müssen.

Die Altenpflegerin im Fallbeispiel nutzt die Gelegenheit, um mit unterschiedlichsten Menschen zu reden und sie zur Unterstützung für ihre Einrichtung zu gewinnen. Ebenso bietet sie interessante Leistungen ihrer Einrichtung für andere an, das kann beispielsweise die Nutzung der Snoezelenräume für den Stadtteil sein oder ein

2

Angebot zum offenen Mittagstisch. Auf diese Weise bezieht sie ihre Einrichtung in ein Netzwerk ein, von dem alle profitieren und gleichzeitig Entlastung erfahren.

2.1.9 Teilzeitarbeit ermöglichen

In den Niederlanden, dessen Modell vom Sozialstaat seit Jahren als gelungenes Vorbild anerkannt ist, arbeiten 30,4 Prozent der Beschäftigten in Teilzeit, in Deutschland dagegen nur 17,1 Prozent (Grafik 1). Eine wichtige zusätzliche Wirkung des Teilzeitmodells in den Niederlanden ist der auffällig hohe Beschäftigungsstand von Frauen. Während in Deutschland nur 14, 4 Prozent der Frauen in Teilzeit arbeiten, sind es in den Niederlanden 23, 5 Prozent[35]. Teilzeit und flexible Arbeitsmodelle sind familienfreundlich und mitarbeiterfreundlich. Was auch in der Schweiz längst selbstverständlich ist zur Entlastung von den Mitarbeitern in Pflegeberufen, ist in Deutschland noch weitestgehend ein Tabu und angeblich nicht realisierbar. Noch wird im deutschen Pflegemanagement das Riesenpotential für Zufriedenheit der Mitarbeiter und zur Arbeitskräftegewinnung nicht gesehen, Flexibilität und Umdenken sind dringend erforderlich.

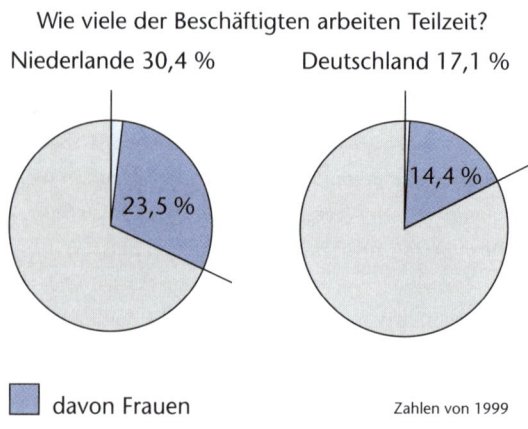

Wie viele der Beschäftigten arbeiten Teilzeit?

Niederlande 30,4 %   Deutschland 17,1 %

23,5 %   14,4 %

davon Frauen   Zahlen von 1999

Abb. 1: Teilzeitbeschäftigte im Vergleich. Aus: „Die Zeit" Nr. 34 vom 16.8.2001[35]

Zur Überprüfung, ob alle bisher genannten Ressourcen in der Einrichtung bereits umfassend genutzt werden, zeigt Tab. 2 eine zusammenfassende **Checkliste**.

Tab. 2: Checkliste Ressourcen auf Leitungsebene nutzen

Ressourcen	Bemerkung
Mitarbeiterorientierter Leitungsstil	
Regelmäßige Personalförderungsgespräche	
Positive Gruppennormen	
Angenehmes Arbeitsklima	
Situationsgerechte Krisenpläne	
Integrierte Supervisionsangebote	
Praxisorientierte Fortbildung	
Unterstützung von Selbstpflegeaktivitäten	
Mitarbeit in Netzwerken	
Möglichkeiten zu flexibler Arbeitszeitgestaltung und Teilzeitarbeit	
Weiteres	

2.2 Persönliche Ressourcen

2.2.1 Zufriedenheit fällt keinem in den Schoß

2

Berufszufriedenheit, was ist das? Damit ist nicht ein flüchtiges Gefühl gemeint, das möglicherweise kurzfristiges Wohlbefinden auslöst, weil gerade etwas Nettes passiert. Zufriedenheit ist mehr. Sie macht deutlich,

- dass man sich mit dem, was man täglich tut oder anstrebt, in Einklang befindet
- dass man in der eigenen Arbeit Genugtuung findet
- dass man sich mit diesem „inneren Frieden" den täglichen Anforderungen stellen mag.

„Zufriedenheit beginnt im Kopf", sagt eine alte Volksweisheit. Damit ist nicht gemeint, dass jeder eine rosarote Brille tragen sollte, um zufriedener zu sein. Die rosarote Brille verschönt ja nur den Blick auf die Realität und zeigt eine Scheinwelt. Wenn Psychologen sagen, dass Zufriedenheit im Kopf beginnt, meinen sie eher, Wohlbefinden wird auch davon bestimmt,

- **wie** jemand die Dinge des Alltags, also auch des Berufes, empfindet
- **wie** jemand Situationen erlebt
- **wie** jemand auf sie reagiert, mit ihnen umgeht.

Dieses **Wie** der Sichtweise bestimmt allerdings jeder maßgeblich selbst.

Fallbeispiel
Kerstin und Angela sind pünktlich zum Frühdienst erschienen. Die dritte Kollegin, Sandra hat sich verspätet. Kerstin ist verärgert und schimpft, während sie die Pflegedokumentationen durchsieht, darüber, dass sie nicht immer die Arbeit von anderen mitmachen will. Als ein Bewohner klingelt, stürmt sie los und mahnt diesen mit den Worten: „Nun ist aber genug, ich kann jetzt nicht auch noch bei ihnen rumtrödeln!"

Was passiert?

Im o. g. Beispiel geht Angela Kerstin zur Klingel nach, um ihr zu helfen und mit ihr im Kontakt zu bleiben. Sie schlägt dabei vor, das Frühstück der Bewohner um eine Viertelstunde zu verschieben, jetzt erst die Übergabe mit dem Nachtdienst zu beenden und dabei zusammen zu überlegen, was bis zum Frühstück unbedingt erledigt werden soll. „Dann sehen wir weiter", sagt sie und bittet ihre Kollegin Kerstin zur gemeinsamer Übergabe und Planung für zehn Minuten in den Aufenthaltsraum zu kommen. „Ich koche uns auch gleich einen Tee zur Stärkung", sagt Angela.

Beide Altenpflegerinnen erleben die gleiche Situation. Während die eine mit Gelassenheit reagiert und in Ruhe überlegt, was zu tun ist, reagiert die andere gereizt und verärgert und gibt diese Verärgerung bereits in kürzester Frist an Unbeteiligte weiter. Die Kette eines endlosen Ärger-Tages könnte hiermit beginnen, wenn nun auch der angesprochene Bewohner ähnlich reagiert und seinen Unmut in gleicher Weise weitergibt.

Altenpflegerin Angela macht hingegen deutlich, was sie wahrnimmt. Sie ist nicht verärgert, sondern nimmt ein Problem wahr, dass sie lösen möchte. Sie macht deutlich, dass der Umgang mit Problemen anders möglich ist, als mit Verärgerung und Hektik zu reagieren.

Das Stichwort, das für Angelas Reaktion zutrifft, heißt **Gelassenheit**. Um zufrieden zu bleiben gilt es häufig, Gelassenheit zu lernen. Oder anders gesagt, mit belastenden Situationen gelassener umzugehen.

Zufriedenheit ist kein dauerhafter Zustand, den man sich irgendwann geschaffen hat, sondern ein Entwicklungsprozess, der ständigen Bewegung und Veränderung. Zufriedenheit kann nur ständig neu erworben werden.

2

■ Zufrieden sein und Erfolg haben

Wie geht das?

Nun schreibt der Duden auch, Zufriedenheit habe mit **Heiterkeit** zu tun. Wer will das bestreiten? Angela erlebte bewusst auf ihrem Arbeitsweg, dass bereits die Sonne schien, dass es schön war, als sie mit ihrem blitzblanken, neuen Fahrrad durch eine gerade erwachende Stadt fuhr. Der Arbeitsweg hat sie heiter und vielleicht sogar fröhlich gestimmt. Sollte sie sich dann wegen einer fehlenden Kollegin ärgern? Möglicherweise wäre Sandra ja gleich gekommen. Und wenn auch nicht, das alles ließe sich für Angela regeln, ohne sich zu ärgern. Eventuell sagt sie Sandra, wenn diese kommt, dass sie sich geärgert habe. Sie spricht angemessen aus, was sie fühlt gegenüber der Person, die es betrifft. Doch damit ist nicht eine Kette Unmut ausgelöst, die kein Ende findet, sondern **ein Ärgernis ist da, wo es hingehört, angesprochen worden**.

 Tipps für die Praxis

Es ist besser, klar und offen Rückmeldung zu einem Verhalten zu geben, als Unmut mit sich herumzutragen und unbeteiligte Menschen in einen Konflikt hinein zu ziehen.

- *Zufrieden* sein übersetzt der Duden u. a. auch mit „sich in seiner Haut wohlfühlen", diese Deutung scheint im Fallbeispiel für Angela zuzutreffen. Weil sie sich in ihrer Haut wohlfühlt, kann sie so leicht nichts von diesem Gefühl wegbringen
- *Gelassenheit* im Umgang mit Problemen kann viele Situationen entschärfen und ein Weg zur eigenen Zufriedenheit sein
- *Rückmeldungen* bringen Klarheit. Wer mit Unmut arbeitet, gibt diesen schnell an andere weiter und verschwendet viel Energie für die Pflege seines Verdrusses. Leicht kommt es dazu, dass die Person allein hektisch vor sich hinarbeitet und sich selbst isoliert
- Wer jedoch sein Gefühl der *Verärgerung* der Person gegenüber angemessen ausspricht, die dies ausgelöst hat, kann sich damit von seinem negativen Gefühl lösen und gibt dem Betroffenen eine Chance zur Rückmeldung. So können Missverständnisse geklärt und Ärger vermieden werden.

Veränderungen sind möglich

Natürlich gibt es immer wieder viele Gründe für Unzufriedenheit im Alltag der AltenpflegerIn. Wichtig scheint deshalb, diese klar zu benennen, um aktiv werden zu können. Eine allgemeine Unzufriedenheit, die zur Lebenshaltung wird, nutzt weder der AltenpflegerIn in ihrer persönlichen Lebenswelt, noch ihrem Berufsstand. Es gilt also zu trennen, zwischen

- eindeutigen äußeren Gründen für Unzulänglichkeiten, die zu einer Berufsunzufriedenheit führen (☞ 1.3) und
- allgemeinen persönlichem Befinden, dessen Resultat Unzufriedenheit mit sich selbst und dem Umfeld ist.

Veränderungen auf beiden Wegen können trainiert werden. Veränderungen sind möglich, wenn AltenpflegerInnen es schaffen,

- aktiv auf äußere Bedingungen zu reagieren, die eine Berufszufriedenheit erschweren, dass heißt, Rückmeldung zu geben, Verbündete zu suchen, Dinge zu benennen, um gegen sie vorzugehen, statt im Frust stecken zu bleiben und darin „zu ertrinken"
- eine innere Stabilität und Zufriedenheit zu trainieren, um sich auch in belastenden Situationen „in der eigenen Haut wohlzufühlen".

Tipps für die Praxis

Wege zur Zufriedenheit sind:

- ▶ intelligenter Umgang mit Frustrationen (☞ Kap. 3, 4, 5)
- ▶ Balance halten zwischen Belastungen und Entlastungen (☞ 4.3)
- ▶ Entspannung und Ausgleich im privaten Bereich (☞ 4.3.2)
- ▶ angemessene Ansprüche (☞ 3.1.2)
- ▶ Besinnung auf innere Gestaltungskräfte (☞ 4.3)
- ▶ Fähigkeit zu langfristigen Perspektiven (☞ Kap. 6).

2.2.2 Erfolgreich sein und Wertschätzung erfahren

Natürlich wünscht sich jede AltenpflegerIn Anerkennung und Erfolg in ihrer Arbeit, denn eine erfolgreiche AltenpflegerIn ist auch eine anerkannte AltenpflegerIn. Doch wie kommt sie dazu? Wieder

ist in vielen Situationen das eigene Befinden entscheidend dafür,
wie eine Botschaft auf andere wirkt und Erfolg hat.

 Erfolgreich sein im Beruf bedeutet für AltenpflegerInnen,
dass sie ihre Fachkompetenz nutzbringend zum Wohle alter
Menschen, deren Bezugspersonen und der eigenen Kollegen
einsetzen und ihr Einsatz anerkannt wird.

■ *Wertschätzung wahrnehmen*

AltenpflegerInnen erleben an **wertschätzenden Rückmeldungen**,
dass sie erfolgreich in ihrer Arbeit sind. Rückmeldungen machen
deutlich:
- jemand ist anerkannt, die Meinung ist gefragt
- Kollegen, Bewohner und deren Bezugspersonen haben Vertrauen
- Bewohner fühlen sich sicher und geborgen in der Fürsorge
- Fachkompetenz und Leistungen werden geschätzt.

Doch selten sind wertschätzende Rückmeldungen **direkt.** Deshalb
werden sie leicht übersehen, nicht wahrgenommen, obwohl sie für
das Selbstwertgefühl der AltenpflegerIn von enormer Wichtigkeit
sind.

 Wertschätzung ist keine Selbstverständlichkeit, Altenpfleger-
Innen sollten sich darin üben, sie für sich bewusst wahrzunehmen und anderen gegenüber auch bewusst zu äußern.

Um die **bewusste** Wahrnehmung von Wertschätzung durch andere
zu schulen, sollte sich jede AltenpflegerIn grundsätzlich fragen, was
sie erwartet. Denn die eigene **Erwartungshaltung** bestimmt die
eigene Wahrnehmung maßgeblich. Das heißt konkret, Altenpfleger-
Innen brauchen Aufmerksamkeit für das, worüber sie Wertschätzung bekommen.

In der Regel sind es kleine Dinge oder Zeichen, die Wertschätzung deutlich machen, diese erleben sie im täglichen Arbeitsablauf jedoch immer wieder.

Fallbeispiel
Sabrina hat sich vorgenommen, während einer Stunde am Morgen bewusst auf Zeichen von Wertschätzung für sich zu achten. Sie staunt schließlich selbst:
- *Herr Kunz hat sie angelächelt, als sie ihn beim Waschen unterstützte.*
- *Frau Bentin hat ihr beim Frückstück anreichen die eigene Hand gegeben, um ihre Nähe zu spüren.*
- *Frau Alt, die nicht sprechen kann, hat ihre Hand gestreichelt.*
- *Frau Siegel hat das appetitlich angerichtete Frühstück gelobt und ihr dafür gedankt.*
- *Ines, die Altenpflegeschülerin, hat ihr für die Anleitung beim Waschen gedankt und gefragt, ob sie Zeit hätte, ihren Pflegebericht für die Schule zu lesen.*
- *Herr Liska schenkte ihr einen Bonbon.*
- *Die Kolleginnen haben ihre neue Frisur gelobt.*

AltenpflegerInnen erleben häufig viel mehr Wertschätzung als Menschen in anderen Berufsgruppen. Wertschätzung wird ihnen von Bewohnern häufig mitgeteilt als
- Lächeln oder direktes Lob bei einer Tätigkeit
- Dank in Worten oder Gesten, z. B. das Reichen oder Streicheln der Hand
- Dank durch kleine Aufmerksamkeiten und Geschenke, z. B. Süßigkeiten.

Die Kunst der Selbstwahrnehmung liegt gerade für AltenpflegerInnen darin, diese Zeichen der Wertschätzung als persönliche Anerkennung auch annehmen und anerkennen zu können, statt sie als Routine abzuwerten.
Erleben AltenpflegerInnen Wertschätzung bewusst, trägt diese zur eigenen Zufriedenheit und zum Wohlfühlen wesentlich bei. AltenpflegerInnen erfahren so, dass sie in ihrem Beruf erfolgreich sind,

dass heißt, ihn mit dem **Erfolg persönlicher Anerkennung** aus-
üben.

 Tipps für die Praxis

Um Wertschätzung wahrnehmen zu können,

▶ die eigene Erwartungshaltung prüfen und
▶ Wertschätzung nicht ausschließlich in besonderen Zuwendun-
gen wie Prämien oder Anerkennungsreden suchen. Erfolg und
Wertschätzung sind Dinge, die jeder in seinem Alltag häufig finden kann.

Um die Wahrnehmung für eigenen Erfolg und Wertschätzung zu
schulen, sich am Ende eines Arbeitstages fragen:

▶ Womit war ich heute zufrieden?
▶ Auf welche Art und Weise habe ich heute Anerkennung erlebt?

Wer Wertschätzung durch die Menschen seiner Umgebung
erlebt, fühlt sich persönlich anerkannt und erfolgreich.

■ *Mit Kritik umgehen*

Natürlich erleben AltenpflegerInnen nicht ausschließlich Lob und
Dank. Doch auch in Situationen, in denen jemand nörgelt, unzufrieden ist oder Kritik übt, können sie trainieren, den **sachlichen
Inhalt** einer Aussage zu hören. Es gibt AltenpflegerInnen, die leicht
alle Kritik auf sich beziehen und alles persönlich nehmen. Sie
fühlen sich angegriffen und reagieren schnell beleidigt.

Hilfreich ist stattdessen, sich selbst zu prüfen, ob eventuell eine Botschaft bewusst persönlich genommen und daraus eine Störung auf
der **Beziehungsebene** gesucht wird, um der Sachauseinander-
setzung auszuweichen. Es nutzt, auch bei unsachlich geäußerter
Kritik, deren Sachebene zu erkennen und anzusprechen, statt
daraus einen persönlichen Beziehungskonflikt zu entwickeln.

Fallbeispiel
Die Tochter der Bewohnerin Frau Behrend spricht Altenpflegerin
Karin auf dem Flur an: „Meine Mutter hat schon wieder ihr Früh-
stück nicht gegessen. Kann sie denn nicht jemand füttern?"

2

Was ist möglich?
Karin im Fallbeispiel hat mehrere Möglichkeiten zur Wahrnehmung und Reaktion:
Möglichkeit A: Auf der **Beziehungseben** könnte sie wahrnehmen:
„Die Tochter ist mit meiner Arbeit unzufrieden und nörgelt schon
wieder." Entsprechend kurz und verärgert wird ihre Antwort ausfallen, etwa im Sinne: „Ich renne mir hier schon die Füße wund,
aber alles kann ich nicht im Auge behalten."
Möglichkeit B: Karin kann den sachlichen Gehalt der Kritik wahrnehmen und darauf eingehen:
„Ja, ich habe es auch schon gesehen. Wir sollten zusammen überlegen, was wir tun können. Sie kann ja selbstständig essen, wir
wollen sie nicht bedrängen und ihr die Nahrung anreichen und
aufdrängen. Haben Sie einen Rat, was sie vielleicht lieber isst?"
Das Gespräch über den sachlichen Inhalt einer Botschaft entspannt
die Situation, macht die Fachkompetenz der Altenpflegerin deutlich und hilft, ein Problem zu klären.

■ *Im Teufelskreis der Unzufriedenheit*

Auch AltenpflegerInnen, die Wertschätzung nicht wahrnehmen,
Zufriedenheit nicht bewusst erleben und sich diese nicht schaffen
können, wirken sehr schnell grundsätzlich unzufrieden oder gar
beleidigt. Sie reagiert entsprechend ihrer momentanen Grundhaltung gegenüber anderen leicht
- unzufrieden
- destruktiv
- ungeduldig
- verärgert
- beleidigt
- tadelnd

- nörgelnd
- abfällig.

So wird ein Teufelskreis in Gang gesetzt, in dem die Unzufriedenen als Reaktion auf ihr Verhalten von anderen tatsächlich weniger Wertschätzung und Anerkennung erfahren und sich wesentlich stärker um Erfolg bemühen müssen.

- Die eigene Ausstrahlung steht in diesem Fall der Wertschätzung und Anerkennung durch andere im Wege.
- Die nun fehlende Wertschätzung beeinflusst wiederum die eigene Zufriedenheit negativ.

 Erfolg und Anerkennung eines Menschen haben ihren Ursprung auch immer in der eigenen Zufriedenheit, die durch das persönliche Verhalten und die persönliche Ausstrahlung deutlich wird.

Zum Vergleich hier noch einmal zwei Grundeinstellungen:
Altenpfleger A geht früh mit dem Gefühl zu Arbeit: **Ich freue mich** auf die Arbeit, denn

- ich mache diese Arbeit gern
- man vertraut mir
- ich beherrsche mein Fach
- meine Meinung ist gefragt
- ich kann hier etwas bewegen
- ich bin angemessen gefordert
- ich habe Verantwortung.

Altenpfleger B hat folgende Gefühle: **Ich habe keine Lust,** weil

- ich müde bin
- ich heute Herrn Schubel betreuen soll, den ich nicht mag
- die Straße wieder so voll ist, dass ich wohl zu spät komme
- das Wetter heute ganz mies ist
- die vielen Leute mir morgens echt auf die Nerven gehen
- ich heute mit Gisa Dienst habe, das wird ja was werden!

Was passiert?

Die Grundhaltung von A führt dazu, dass er sich wohl fühlt und dies auch weitergeben kann. Auch Widrigkeiten können seine Grundhaltung der Zufriedenheit nicht verdrängen.

Altenpfleger B wird in jeder kleinen Störung eine Bestätigung finden, dass dieser Tag sowieso schief läuft und tut alles, damit sich diese Einstellung bewahrheitet. Er findet in seinem Denken nicht aus dem Teufelskreis der Unzufriedenheit heraus.

 Tipps für schlechte Tage

▶ Die eigene Wahrnehmung bewusst auf positive Dinge lenken.
▶ Kritische Situationen keinesfalls als persönliche Beleidigung oder persönlichen Misserfolg empfinden
▶ Sich fragen, worauf und worüber kann ich mich freuen?
▶ Welche Zeichen von Wertschätzung meiner Person sind mir begegnet?
▶ Wem könnte ich heute meine Wertschätzung zeigen?

2.2.3 Wertschätzung im Team

Anerkennung ist für AltenpflegerInnen nicht nur von Bewohnern und deren Bezugspersonen wichtig, sondern auch von den Menschen, mit denen sie täglich ihren Dienst tun. Gerade weil Wertschätzung und Anerkennung keine Selbstverständlichkeit ist, sollten alle Mitarbeiter im Team versuchen, *im Alltäglichen* aufmerksam füreinander zu sein. Alle können sich darin üben, Leistungen zu benennen und sich Rückmeldung zu geben über das, was gut geschafft wurde. Mit etwas Training lässt sich die Kultur der Werschätzung füreinander leicht beleben mit dem Ergebnis, dass alle zufriedener sind.

Fallbeispiel

Als Miriam zum Wochenenddienst kommt, den sie für ihre erkrankte Kollegin übernommen hat, sagt Altenpfleger Ronald zu ihr: „Toll, dass du eingesprungen bist. Es ist dir bestimmt nicht gerade leicht gefallen, den Dienst so plötzlich zu übernehmen." Miriam, die die anerken-

nenden Worten ihres Kollegen nicht erwartet hat, freut sich über die
nette Begrüßung. Sie spürt, dass er ihren besonderen Einsatz zur
Kenntniss nimmt und schätzt. Sie strahlt und sagt: „Mit dir arbeitet
es sich bestimmt gut.“

Wertschätzung füreinander gehört zur Arbeitskultur unbedingt
dazu. Sie kann durch viele Dinge innerhalb eines Teams ausge-
drückt werden. Beispielsweise:

- Zum Feierabend nach einem anstrengenden Arbeitstag sagt eine
  Altenpflegerin zu ihrer Kollegin: „Das haben wir aber heute gut
  hinbekommen, hat richtig Spaß gemacht mit dir.“
- Petra fragt die Altenpflegeschülerin: „Hast du gemerkt, dass wir
  zwei heute nur Lob von den Bewohnern bekommen haben?“
- Während einer „Durststrecke“, in der mehrere Mitarbeiter durch
  Urlaub ausfielen, dankt der Bereichsleiter den verbliebenen
  Teammitgliedern für ihren Einsatz.

   Dank, Anerkennung und Aufmerksamkeit füreinander bedürfen nicht immer großer Gesten oder Worte, sie sind
gerade im Alltag jedoch unentbehrlich für die Zufriedenheit
jedes Einzelnen. Jedes Team kann darauf achten, dass MitarbeiterInnen sich in der Kultur der Werschätzung füreinander üben.

 Tipps für die Praxis

Alle **Teammitglieder** sollten bei der Pflege ihrer Werschätzung-
kultur darauf achten, dass sie im Kontakt miteinander

- ▶ nicht ausschließlich Probleme und negative Gefühle benennen
- ▶ einander regelmäßig Aufmerksamkeit, Anerkennung und Dank
  aussprechen.

Anerkennung ist gerade untereinander wichtig bei Dingen, die all-
täglich und deshalb „eigentlich“ selbstverständlich sind. Wie groß
gerade die alltägliche Leistungen sind, wissen AltenpflegerInnen

am besten selbst einzuschätzen. Sollten sie nicht auch Anerkennung füreinander finden, für diese täglichen Leistungen?

Um die Kultur der Wertschätzung zu lernen, kann es auch hilfreich sein, sich **Rückmeldungen** zu **holen**, wenn diese nicht von selbst gegeben werden.

2

Fallbeispiel

Altenpflegerin Beate hat zur Dienstbesprechung eine Tischvorlage vorbereitet und zum Thema ihrer letzten Fortbildung einen Vortrag gehalten. Als die Bereichsleitung nach dem Vortrag zu den nächsten Themen übergehen will, ohne Beates Leistung anzusprechen, fragt diese das Team, wie alle mit der Strukturierung des Vortrages zurecht gekommen wären und was ihnen der Vortrag gebracht hätte. Danach beginnt eine lebhafte Diskussion, in der Beate viel Anerkennung bekommt.

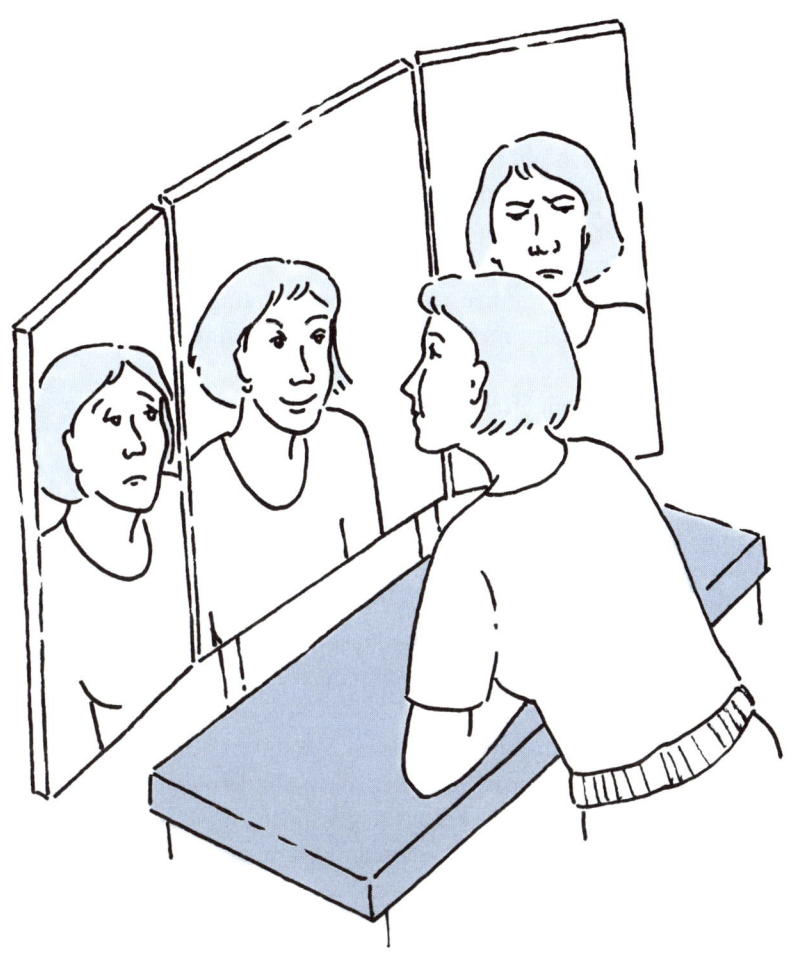

Ich betrachte mich 3

3.1 Meine Ist-Situation

Selbstpflege und Suche nach mehr Zufriedenheit machen es erforderlich, die **momentane Situation** benennen zu können, in der man sich befindet. Denn, wer etwas für sich tun möchte, hat Gründe dafür. Wer sich mit diesem Thema befasst, will über sich nachdenken und die Situation, in der er sich befindet, verbessern. Allein der Entschluss, etwas tun zu wollen ist lobenswert, denn nur so ist schließlich Veränderung möglich[10].

AltenpflegerInnen können sich zur Bestimmung ihrer momentanen Situation selbst mehrere Fragen stellen und bearbeiten:
- Wie geht es mir?
- Wie gehe ich mit Stress um?
- Wie nehme ich Probleme wahr?

3.1.1 Wie geht es mir?

In der Regel wird auf die Frage: „Wie geht es dir?" oberflächlich mit einer Floskel reagiert. Doch die Frage kann ebenso Anlass sein, Innezuhalten und eine wirkliche Standortbestimmung möglich zu machen.

Hilfreich ist es, Fragen zur eigenen Standortbestimmung nicht allein im stillen Kämmerlein zu bedenken, sondern einen „Coach", also eine vertraute, zweite Person zu gewinnen, mit der gemeinsam Gedanken zu festgelegten Fragestellungen ausgetauscht und niedergeschrieben werden können.

Dazu gehört beispielsweise, sich über die eigene Zufriedenheit und Stimmungslage in der letzten Zeit klar zu werden.

Fallbeispiel
Altenpflegerin Gabriele ist bedrückt und unzufrieden. Sie fühlt sich gehetzt, empfindet Vieles als schwierig und problematisch. Sie hat ihre Freundin, die auch Altenpflegerin ist, gebeten, gemeinsam über Gabrieles Situation nachzudenken. Gabriele schreibt für sich auf:
- *Was macht mir Druck und was ist problematisch?*
- *Habe ich in letzter Zeit eher negative Gefühle und Gedanken?*

- Was kann ich tun, um positiver zu denken, was will ich ändern?
- Welche konkreten Maßnahmen will ich trainieren? (☞ Kap. 4 und 5).

Sie legt sich ein Heft an und macht sich Notizen zu den Fragen.

Zwischenmenschliche Beziehungen (Freundschaften) haben für viele Menschen einen großen Einfluss auf ihr Befinden, deshalb sind auch Fragen dazu wichtig.

3

Fallbeispiel
Gabriele fragt sich weiter und notiert ihre Antworten:
- *Welche regelmäßigen Kontakte tun mir gut?*
- *Wann habe ich diese Kontakte gehabt?*
- *Was will ich tun, um diese Kontakte zu pflegen? (☞ Kap. 4 und 5).*

Erfolgserlebnisse und Wertschätzung (☞ 2.2.2 und 2.2.3) durch andere Menschen bestimmen wesentlich die Zufriedenheit und Stimmungslage. Deshalb sollten AltenpflegerInnen, wenn sie sich fragen: „Wie geht es mir?" auch darüber nachdenken, wie sie Wertschätzung erfahren.

Fallbeispiel
Gabriele trägt nun in ihr Heft ein:
- *Erfolgserlebnisse empfinde ich, wenn ...*
- *Was will ich tun, um Erfolgserlebnisse zu haben?*
- *Wie erfahre ich Wertschätzung?*
- *Was will ich tun, um Wertschätzung zu erfahren, wahrzunehmen und anderen mitzuteilen?*

Natürlich spielt die **gesundheitliche Situation** eine wesentliche Rolle bei der Frage: „Wie geht es mir?"

Fallbeispiel
Gabriele fragt sich, wann sie sich in letzter Zeit nicht gesund und wohl fühlte:
- *Sie schreibt Anlässe und mögliche Ursachen dafür auf*
- *Sie überlegt, was sie tun will, um ihr Wohlbefinden zu verbessern*

- *Sie plant konkrete Maßnahmen zur Selbstpflege (☞ Kap. 4)*
- *Sie formuliert, was sie besonders zu ihren Aussagen zum Rauchen, Essen und Bewegung tun möchte.*

Die Freundin in den o. g. Fallbeispielen hilft Gabriele dabei, ihre Situation real zu sehen, sie kann mit ihrer Außensicht der genannten Dinge Gabrieles Aussagen verstärkend oder abschwächend unterstützen. Wichtigste Funktion aber hat die Freundin darin, einen einmal gefassten Vorsatz auch über längere Zeit im Auge zu behalten und durchzusetzen (☞ 6). Sie ist eine „Verbündete", die die Motivation, durchzuhalten erhöhen kann.

 Tipps für die Praxis

Wichtig ist, sich bei allen Maßnahmen, die sich aus Plänen ergeben, die Frage zu beantworten, **wer kann mich dabei unterstützen?** (☞ 6.2).

3.1.2 Wie gehe ich mit Stress um?

■ *Anspannung ohne Ende*

Stress

Viele AltepflegerInnen erleben Stress, Belastung, als eine schicksalhafte Störung, die sie „fertig macht". Doch Stress ist eine natürliche Reaktion des Körpers auf Belastung oder Anspannung. Stress kann für einen Menschen positiv sein, wenn er durch positive Ereignisse ausgelöst wird (Eustress). Beipielsweise kann eine Situation als Herausforderung erlebt werden, die wie bei Leistungssportlern alle Kräfte mobilisiert, um ein Ziel zu erreichen.

Krankmachender Dauerstress (Distress) hingegen wird durch negative Situationen ausgelöst und macht Überforderung deutlich. Er entsteht durch Empfindungen wie:

- ich habe keine Zeit
- ich habe keine Übersicht und Kontrolle
- ich habe zu viel Verantwortung
- ich muss mehr schaffen

- ich fürchte mich
- ich fühle mich einer Aufgabe nicht gewachsen.

Alle genannten Empfindungen sind Merkmale für krankmachenden Dauerstress (Distress). Derartige Auslöser für Stress werden **Stressfaktoren** genannt. Sie sind für AltenpflegerInnen in Form von physischen oder psychsozialen Belastungen für vielfältige negative Folgen bis hin zur Berufsflucht verantwortlich (☞ 1.3).

Physische Stressfaktoren in der Altenpflege sind z. B.
- das Heben und Tragen schwerer Bewohner
- häufige Infektionsrisiken
- unregelmäßige Schicht- und Schlafrhythmen.

Psychosoziale Stressfaktoren können für AltenpflegerInnen z. B. sein:
- Ärgernisse durch unzureichende Arbeitsorganisation
- Teamkonflikte
- fehlende gesellschaftliche Anerkennung
- Angst vor Arbeitslosigkeit
- familiäre Belastungen durch den Schichtdienst
- fehlende Begleitung und Aufarbeitung beim Thema Leid und Sterben.

Stressreaktionen
Die Reaktionen auf anhaltenden Stress verlaufen in mehreren Phasen.
Phase der Leistungsbereitschaft: Im positiven Sinn löst Stress physiologische Reaktionen aus mit dem Ziel Leistungsreserven zu mobilisieren. Auf hormonalem Weg bewirkt die Ausschüttung von Adrenalin im Körper u. a. erhöhten Blutdruck sowie hohe körperliche Spannung und Reaktionsbereitschaft.
Anpassungsphase: Bei langanhaltender oder dauerhafter Stressbelastung bleiben die körperlichen Anspannungsreaktionen erhalten. Wenn sich physiologische Reaktionen nicht „entladen" können, beispielsweise durch körperliche Aktivität, wird der Stress quasi im Kopf „gestaut"[13], das Gehirn „kocht". Auf Dauer kommt es zusätzlich zur Schwächung des Immunsystems durch Verringerung der wichtigsten Abwehrzellen, den Lymphozyten.

Erschöpfungsphase: Zunehmende Konzentrations- und Schlafstörungen sowie Kopfschmerzen sind Symptome einer Dauerbelas-
tung, die gesundheitliche Folgen hat. In dieser Phase werden Erkrankungen und das Burnout-Syndrom deutlich (☞ 1.3.2).

Anzeichen
Wer Stress für sich abbauen möchte, sollte die **Anzeichen** dafür bei
sich selbst erst einmal genau kennen. Schließlich sind die Reaktionen, die für Stress und Überforderung stehen können, bei jedem
Menschen unterschiedlich[15]:
- der Kopf ist leer (blackout), Denkblockaden treten auf
- Angst bis hin zur Panik ist nicht zu bremsen
- Gereiztheit, Ärger, Wut, Nervosität werden deutlich
- die Mimik ist verzerrt.

Auch körperliche Symptome sprechen für Stress:
- der Mund ist trocken, man schwitzt, wird blass oder errötet
- Herzstiche und Atembeschwerden treten auf
- Durchfall, Enge in der Brust sind Zeichen vegetativer Reaktionen
- Kopf- und Rückenschmerzen verspannen den Körper
- die Füße sind kalt.

■ **Was tun?**

AltenpflegerInnen sollten sich darüber im Klaren sein:

Es sind nicht die äußeren Umstände, die für Stress und seine
gesundheitliche Folgen verantwortlich sind, sondern das, was
im *Kopf* geschieht. Die Dinge des Lebens sind nicht einfach
wichtig oder unwichtig, sondern werden durch die eigene Bewertung dazu gemacht.

Gerhard Susen sagt in seinem Buch „Gesundheit beginnt im Kopf"[13]
mit dem griechischen Philosophen *Epiktet*: „Nicht die Dinge selbst
sind es, die uns beunruhigen, sondern die *Meinung*, die wir von ihnen haben. Der Stress macht das mit mir, was ich aus ihm mache."

Anders gesagt, es liegt an der **Sichtweise** jeder einzelnen Altenpflegerln, wie sie etwas empfindet:

- als Bedrohung oder positive Herausforderung
- als Stress oder Vergnügen
- als Last oder normale Pflicht
- als Schwierigkeit oder Aufgabe
- als Problem oder Berufsanforderung
- als Druck oder Anerkennung ihrer Leistung.

 Tipps für die Praxis

▶ Die eigene Sichtweise und Verhaltensmuster so verändern, dass Stress, also Belastung nicht mehr blockiert oder ausschließlich negativ empfunden wird.

▶ So wird **angemessener**, **intelligenter Umgang mit Belastungen** und eine **gesunde Widerstandskraft** möglich.

Anzeichen, die jeder Mensch für sich als Stressreaktionen ganz individuell entwickelt (☞ oben), werden auch als **Stressmuster** bezeichnet. Sie sind Reaktionen auf Ereignisse, die **subjektiv** als belastend empfunden werden. Es ist hilfreich, die eigenen Stressmuster zu kennen, so wird es möglich, bei ersten Anzeichen von Stress, erprobte Dinge einzusetzen, die **Stressempfinden** reduzieren. Es wird so möglich, die eigenen Sicht- und Verhaltensweisen zu überprüfen und Stressmuster zu unterbrechen.

 Bei subjektiv empfundenen Stressfaktoren können eigene Bewältigungsstrategien trainiert werden. Es geht häufig darum, Dinge anders **wahrzunehmen.**
Doch Stress kann nicht grundsätzlich durch eigene Verhaltensstrategien abgebaut werden. Stressfaktoren, die objektive Ursachen haben, müssen **verändert** werden.

Es gibt erprobte Dinge, die helfen, subjektiv belastenden Stress abzubauen:

Angebot 1: Zeitpläne (☞ 3.1.3) anlegen, um die beliebtesten „Zeitfresser" zu entdecken und vermeiden zu lernen.

Angebot 2: Suggerierende Wörter meiden, wie z. B. „**müssen**". Der Satzbeginn: „Ich muss…" macht deutlich, dass jemand keinen Spielraum, keine eigene Entscheidungsfreiheit hat, also zweifellos unter *Druck* ist. Doch dies ist ja häufig gar nicht so. Wer dagegen *selbst* etwas *möchte*, hat möglicherweise schon weniger Druck, d. h. Stress. Niemand *muss* zum Dienst, sondern man hat in der Regel eine selbstständige Entscheidung getroffen. Also sollte Sprache dies auch benennen, um das Bild von stressenden Gründen abzubauen. Es geht also auch darum, eigenen Verhaltensspielraum zu erkennen.

Angebot 3: Probleme real sehen (☞ 3.1.2), so entdecken viele, dass weder das „Problem" noch der Stress wirklich existieren. Es ist möglich, die Einstellung zu stressauslösenden Problemen zu ändern. Im Test ergibt sich beispielsweise, dass von drei Menschen in der gleichen Situation nur einer diese als „Stress" erlebt. Es hat also mit der eigenen Sichtweise und Gelassenheit in der Situationen zu tun, diese lässt sich dann allerdings im positiven Sinn trainieren (☞ 5).

Angebot 4: Nicht jede Belastung ist negativ. Zu jedem Berufsbild gehört auch persönliche Leistungsfähigkeit und positive Auseinandersetzung mit Belastungen und Frustration sowie das Training einer inneren Stabilität gegenüber Ansprüchen und Herausforderungen.

Angebot 5: Eigene stressauslösende Faktoren (Stressfaktoren) ermitteln. Je genauer jemand diese für sich selbst kennt, umso gezielter kann Stressbewältigung ansetzen. So lassen sich Verhaltensweisen in belastenden Situationen trainieren und Angstschwellen abbauen.

„Wer Angst hat, ins Wasser zu gehen, kann Gott bitten, alle Wasser austrocknen zu lassen oder schwimmen lernen." G. Susen[13]

Fallbeispiel

Anabell ist Bereichsleiterin, sie fühlt sich regelmäßig maßlos „gestresst" und ist furchtbar nervös, wenn sie dem Stiftungsvorstand des Pflegeheims in einem Vortrag zur Entwicklung ihres Pflegebereiches Auskunft geben soll. Ein Kollege schlägt ihr vor, den Vortrag gemeinsam zu erarbeiten und mit einer Tischvorlage und Folien anschaulich zu präsentieren. Als alles fertig ist, übt Anabell in Gegenwart des Kollegen ihren Vortrag mehrmals. Sie spürt Entlastung beim Reden durch die anschauliche Präsentation ihrer Daten und fühlt sich plötzlich sicher und ohne Angst.

Angebot 6: *Kurzfrist* können bestimmte Verhaltensweisen bei stressauslösenden Ereignissen Erleichterung schaffen. Beispielsweise

- Positive Selbstgespräche, wie: „Ich bin gut vorbereitet, das kann gar nicht so schlecht werden." „Ruhig bleiben, das geht doch gut."
- Sich bewusst entspannen, also vielleicht tief atmen, bis zehn zählen, ein paar Lockerungs- oder Entspannungsübungen durchführen
- Bewusst abschalten, wegsehen und z. B. das Muster der Tischdecke betrachten
- Sich „Luft machen", dass heißt sich „abreagieren", beispielsweise mit der Faust auf den Tisch hauen, das Fenster öffnen oder kurze Bewegungsübungen machen.

Angebot 7: *Positive Sichtweisen* erlernen. Es ist unumstritten, dass die eigene Wahrnehmung das eigene Befinden stark beeinflusst. Wer sich darin übt, für sich selbst positive Ereignisse zu betonen, statt sich an negativen festzubeißen, wird erleben, dass stressauslösende Faktoren abnehmen. So wie eine Prise Salz den Geschmack einer ganzen Kanne Tee verdirbt, kann ein negatives Ereignis am

Tag den Kopf so beschäftigen, dass der ganze Tag verdorben ist. Wer stattdessen lernt, für sich positive Dinge zu betonen, schafft sich nicht nur mehr Zufriedenheit (☞ 2.2.1), sondern auch weniger Stress. Es macht deshalb Sinn, sich vielleicht zum Feierabend positive Tageserlebnisse, die auch ganz banal sein können, zu notieren. Wem das zu mühsam ist, der sollte mindestens täglich 1× innehalten und sich Erfreuliches bewusst machen. Beispielsweise:

- ich habe gut geschlafen
- ich habe schnell einen Parkplatz gefunden
- die ersten Tulpen blühen vorm Haus
- beim Einkaufen brauchte ich nicht anzustehen
- der Pförtner hat mit zugewinkt und freundlich gegrüßt.

🐱 Tipps für die Praxis

Die Wahrnehmung für positive Ereignisse bewusst schulen! Dies hilft häufig, weniger Stress zu empfinden. Das bedeutet auch, unbewusste Konzentration auf negative Dinge abbauen.

Angebot 8: Ärger nicht unterdrücken, sondern angemessen aussprechen. Konflikte ansprechen und mit anderen Mitarbeitern nach Lösungen suchen.

Zur positive Bewältigung von Stress gehört auch ein beständiges, klares *Selbstwertgefühl* (☞ 3.2) und Aktivitäten der *Selbstpflege* (☞ Kap. 4), um dies zu erhalten.

3.1.3 Wie nehme ich Probleme wahr?

■ Probleme ohne Ende

Auch Probleme ohne Ende sind Stressfaktoren. Es gibt keine Probleme, es gibt nur Situationen, die jemand als problematisch einstuft, so die Persönlichkeitstrainerin Vera Birkenbihl[10]. Das Empfinden, etwas sei problematisch, wird ausschließlich durch die eigene Deutung oder Erwartungshaltung bestimmt.

Fallbeispiel

Altenpfleger Lukas stellt im Gespräch mit seinem Kollegen Gert fest: „Wir haben ja nur noch Probleme auf der Station." Er zählt auf: „Die neue Kollegin ist noch nicht eingearbeitet, der Zustand der Bewohnerin Frau Giebel hat sich verschlechtert, so dass der Pflegeaufwand größer geworden ist, im Dienstplan für das kommende Wochenende fehlt eine Mitarbeiter für den Spätdienst und außerdem hat der Bereichsleiter Urlaub und kann sich um nichts kümmern."

Es wird deutlich, dass der Altenpfleger im normalen Stationsablauf viele Probleme wahrnimmt, weil er die Situation negativ empfindet. Nur darum ist sie für ihn **problematisch**. Er denkt möglicherweise sogar, er hätte mehr Probleme als jeder andere, weil er so viel Negatives wahrnimmt. Dabei *deutet* er seine Wirklichkeit lediglich negativ. Mit dieser Deutung findet er selbstverständlich immer mehr Probleme, die ihm das Leben erschweren. Im Gegensatz zu Lukas hat Gert eine ganz andere **Deutung** der Situation:

Fallbeispiel

Gert erwidert: „Die Neue finde ich eigentlich ganz nett, ich habe sie schon gefragt, ob wir uns gegenseitig am Wochenende bei der Bereichspflege unterstützen wollen, dann kann ich ihr nebenbei gleich ein paar Tipps geben, und es ist für mich leichter, Frau Giebel zu betreuen. Und prima finde ich eigentlich, dass wir selbst entscheiden können, wie wir unsere Arbeit organisieren. Den Wochenenddienstplan bekommen wir auch allein geregelt. Ich möchte schon lange anregen, dass wir mit der Nachbarstation kooperieren und uns gegenseitig auch bei der Dienstplanung aushelfen. Das würde ich gern in Angriff nehmen."

Während der eine Mitarbeiter Probleme sammelt, sieht der andere Herausforderungen, denen er sich durchaus gewachsen fühlt. Es macht ihm sogar Freude, sein eigenes Organisationstalent einbringen und Verantwortung für einen reibungslosen Ablauf übernehmen zu können.

Probleme entstehen also häufig nur, weil die eigene Sichtweise oder *Deutung* einer Situation negativ geprägt ist. Ebenso kann die *Erwartungshaltung* gegenüber einer Situation oder Person negativ geprägt sein. Das heißt jedoch nicht, dass die Person, die Situation wirklich negativ sind.

Ein Geschehen ist nicht grundsätzlich positiv oder negativ, es ist die Einstellung des Betrachters, die es dazu macht. Manchmal ist es notwendig, die eigenen „festgefahrenen" Abläufe und Ansichten zu hinterfragen, um neue Möglichkeiten zu entdecken (☞ 2.2.2).

Wer beispielsweise regelmäßig darüber stöhnt, dass er Wochenenddienst hat, muss möglicherweise seine Einstellung und Erwartungshaltung gegenüber dem Altenpflegeberuf prüfen (☞ 2.2). Regelmäßige Wochenenddienste gehört zu den Belastungen des Berufsbildes, die grundsätzlich nicht zu ändern sind. Es gibt nur wenige Möglichkeiten, dieses „Problem" zu bewältigen:

- kündigen
- beständig unzufrieden bleiben
- besondere Bedingungen für sich aushandeln (z. B. für begrenzte Zeit in besonderen Situationen)
- die Anforderung akzeptieren und in den Lebensablauf so integrieren, dass sie nicht regelmäßig störend ist. Positive Aspekte wahrnehmen und anerkennen (Freizeit in der Woche, Gehaltszulagen, Wertschätzung). Damit ist jedoch nicht gemeint, dass jemand der jedes Wochenende zum Dienst eingeplant ist, dies positiv sehen sollte.

 Tipps für die Praxis

▶ Unzufriedenheit **aktiv** bewältigen, statt ausharren und auf Konsequenzen durch andere warten!

▶ Wer ohne persönliche Konsequenzen lediglich *unzufrieden* ist, lebt die Hälfte seiner Lebenszeit möglicherweise mit „Problemen", die nur durch eigene Initiative bewältigt werden können.

Es ist also nicht selten allein die Brille des Betrachters, die Schwierigkeiten sieht. Häufig ist in diesem Fall zu klären, warum diese

Einstellung oder Erwartungshaltung vorhanden ist und ob die eigenen Erwartungen eventuell überprüft werden sollten. Oft wird sehr schnell deutlich, dass das Problem möglicherweise in der Sichtweise des Betrachters liegt oder ein ganz anderes Grundproblem besteht.[10]

3

Fallbeispiel

Anne ist seit einigen Jahren als Pflegehelferin im Altenheim tätig. Sie nutzt das Angebot, sich berufsbegleitend zur Altenpflegerin ausbilden zu lassen. Obwohl sie sich auf die Schule gefreut hat, empfindet sie den Unterricht problematisch. Sie hat erwartet, dort zu den Besten zu gehören, weil sie bereits viel Berufserfahrung hat. Sie beschäftigt sich ununterbrochen mit ihrem Lernstoff, weil sie sehr ehrgeizig ist und keine Note 3 für sich akzeptiert. Oft fühlt sie sich in ihren Leistungen nicht anerkannt, auch ihre Berufserfahrung wird von den Dozenten nicht besonders gewürdigt. Wenn sie eine schlechtere Note bekommt als erwartet, fühlt sie sich ungerecht behandelt und fordert zu langen Diskussionen heraus, in denen sie hartnäckig auf Fehler anderer hinweist.

Im Fallbeispiel ist die eigene **Erwartungshaltung** dafür zuständig, dass jemand für sich Probleme sieht oder schafft (☞ 2.2). Ohne die Erwartung, besser sein zu müssen als die anderen, könnte für Anne die Ausbildung so erfreulich sein, wie sie es sich gewünscht hat. Den Druck macht sie sich selbst und gibt ihn auch an andere weiter. Es wäre für Anne hilfreicher,

- ihre Probleme in der Ausbildung zu benennen
- ihre Erwartungen zu benennen
- selbst eine Lösung zu finden zwischen Anspruch und Realität, statt die Ursache für das eigene „Problem" bei anderen zu suchen.

Erst wenn es Anne gelingt, sich ihre eigene, unangemessene Erwartungshaltung klar zu machen und zu erkennen, dass sie keine *hervorragenden* Leistungen erbringen muss, wird sie spüren können, dass sie ebenso anerkannt ist wie alle anderen.

■ Das Zeitproblem

AltenpflegerInnen klagen über massive Zeitprobleme. Unter den typischen Arbeitsbelastungen in der Pflege wird fehlende Zeit in der Regel an erster Stelle genannt (☞ 1.3.2). Dabei wird jedoch pauschal sehr viel als „Zeitproblem" klassifiziert, was eigentlich ganz anders benannt sein sollte. Denn es steht nun einmal fest, der Tag hat nicht 48 Stunden, und alle haben die gleiche Zeit zur Verfügung. Trotzdem fühlen die einen sich in dieser Zeit ständig gehetzt, Zeit wird für sie allgemein zum *Problem*. Unter gleichen Bedingungen erkennen andere Menschen die Situation wie sie ist und teilen danach die Aufgaben entsprechend der zur Verfügung stehenden Zeit ein. Beide Gruppen schaffen das Gleiche, doch während sich die einen ständig unter Zeitdruck fühlen, orientieren sich die anderen an realistischen Vorgaben, die sie selbst festgelegt haben und auch erfüllen können.

Fallbeispiel
Wenn eine Altenpflegerin im Frühdienst in einer Stunde sechs pflegebedürftige Menschen „waschen" soll, hat sie für jeden maximal zehn Minuten zur Verfügung, ohne Zeit für Vor- und Nachbereitung und Wege zwischen den einzelnen Aufgaben. Jedem ist klar, dass diese Zeit für eine angemessenen Körperpflege nicht reicht. Es ist also organisatorisch zu klären, wie die Körperpflege angemessen erfolgen kann, statt zu versuchen, einer unerfüllbaren (problematischen) Anforderung gerecht zu werden.

Wer das Zeitproblem systematisch durchdenkt, wird sehr schnell merken, dass es in der Regel viele Faktoren sind, die die Zeit knapp erscheinen lassen und eigentlich andere Grundprobleme dahinter stehen, z. B.:

• belastende Situationen werden nicht benannt, weil keine Klärung z. B. mit der Pflegeleitung erwartet wird
• Anforderungen und Arbeitsabläufe sind nicht klar
• die Arbeit wird nicht effektiv eingeteilt, durch organisatorische Mängel gibt es viele Dinge, bei denen Zeit „vergeudet" wird

- AltenpflegerInnen können nicht Nein sagen und meinen: „Wenn andere das in dieser Zeit schaffen, muss ich es auch."
- Funktionspflege statt Bereichspflege erschwert effektives Arbeiten
- es fehlen klare Standards, Richtlinien und Zeitpläne.

 Statt allgemein von Zeitproblemen zu reden, ist es hilfreicher, nach den Grundproblemen für Zeitmangel zu suchen, diese klar zu benennen und zu einer Lösung zu bringen. In der Regel lassen sich mehrere Grundprobleme finden, für die es eine Lösung gibt.

Fallbeispiel A
Birgit ist Altenpflegeschülerin und klagt ständig über Zeitmangel. Sie wirkt häufig hektisch und unter Zeitdruck. Ihrer Mentorin erzählt sie, dass sie ihren Arbeitsbericht nicht fertig hat und für die kommende Prüfung nicht lernen kann, weil sie Nachtdienst hat. Sie habe keine Zeit für ihren Freund und beim Volleyballtraining würde sie auch dauernd fehlen.

Im Gespräch zwischen Birgit und der Mentorin wird deutlich, dass Birgit keine feste Einteilung für ihren Tagesablauf hat. Gemeinsam schreiben beide auf, was Birgit am Vortag getan hat: Sie ist nach dem Nachtdienst erst nachmittags schlafen gegangen, obwohl sie den ganzen Tag müde war. Sie hat mittags zwei Stunden mit ihrem Freund telefoniert, obwohl der sie am Abend zum Dienst bringen wollte. Sie hat den Bericht nicht geschrieben, weil sie so müde war. Mittags war sie noch einkaufen und das Auto waschen.
Birgit will nun versuchen, sich Tages- und Wochenpläne zu erarbeiten:

Fallbeispiel B
Birgit plant die Anforderungen der kommende Tage und Wochen zeitlich genau ein und berücksichtigt dabei folgende Punkte:

- *von 8–15 Uhr nach dem Nachtdienst schlafen*
- *in der Zeit der Prüfungen das Volleyballtraining auf eine 14-tägigen Rhythmus einstellen*
- *Einkäufe in der Nachtdienstwoche weitsichtig vorrätig erledigen und dabei evtl. den Freund um Unterstützung bitten*
- *montags, mittwochs, freitags jeweils zwei Stunden für den Bericht und die Prüfung arbeiten*
- *klare Zeitabsprachen für Kontakte mit Freunden treffen und einhalten.*

Birgit hat erkannt, dass sie *geplant* alle Anforderungen problemlos schaffen kann und genügend Zeit auch während der Nachtdienstwoche bleibt für Dinge, die ihr Spaß machen. Sie erkennt jedoch, dass viel *Selbstdisziplin* nötig ist, um ihren festen Wochenrhythmus einzuhalten. Deshalb steckt sie sich einen Zettel hinter den Spiegel mit dem Tipp:

 Tipps für die Praxis
▶ Erfülle deinen Plan, damit es dir gut geht!
▶ Wer sich **Zeitpläne** in Form von Tages-, Wochen- und Monatsplänen selbst schafft, findet damit eine Struktur, die hilft, sich nicht zu verzetteln, sondern alle Aufgaben geordnet nach ihrer **Wichtigkeit** im Blick zu behalten und angemessen zu erledigen.

Um mit Zeit besser umgehen zu lernen, empfiehlt sich nach dem Beispiel von Birgit,
- die bisherige Zeiteinteilung aufzuschreiben und zu überprüfen (positive Selbstkontrolle)
- „Zeitdiebe" zu erkennen und zu reduzieren
- Gelegenheiten zur Zeiteinsparung zu finden
- Prioritäten festzulegen
- nie mehrere Dinge gleichzeitig erledigen zu wollen
- schriftlich zu planen.

So genannte **Zeitdiebe** sind häufig:

- Unordnung
- fehlende Zielsetzungen für den Tag und die Woche
- mangelnde Kommunikation, nicht Nein sagen können
- zu viel zur gleichen Zeit anfangen
- Störungen von außen, unnötige Unterbrechungen

3

3.2 Mein Selbstwertgefühl

■ Selbstbewusstsein und Selbstwert

Unter **Selbstbewusstsein** wird allgemein die Auffassung vom eigenen Ich, das Bewusstsein und Gefühl vom eigenen Wert verstanden. Selbstbewusstsein drückt sich anders gesagt in der Einschätzung des eigenen Wertes, im **Selbstwertgefühl** jedes Einzelnen aus. Die Abstufungen reichen hierbei vom Minderwertigkeitsgefühl bis hin zum krankhaft gesteigerten Selbstwertgefühl.[28]

Positives Selbstwertgefühl entwickelt sich langfristig aus positiver Einschätzung des eigenen **Wertes** und der eigenen **Möglichkeiten** und prägt schließlich maßgeblich auch das eigene Verhalten.

Aus dieser kognitiven (erkenntnisbedingten) und emotionalen (gefühlsmäßigen) Selbstbewertung ergeben sich Verhaltenweisen und die Ausstrahlung auf andere in positiver oder negativer Weise wie beispielsweise:

- ich habe Recht
- ich helfe gern
- ich bin anders
- ich bin stark
- ich bin zufrieden
- ich bin geschickt
- ich bin klug.

Wer von sich meint, er sei klüger als alle anderen Mitarbeiter, wird sich unbewusst auch entsprechend verhalten und anderen nur schwer Anerkennung und Wertschätzung entgegenbringen. Wer dagegen selbst denkt, er sei in vielen Dingen nicht gut genug, verhält sich häufig auch unsicher und ängstlich und ist leichter geneigt, sich nichts zuzutrauen.

Das eigene Verhalten wird immer auch vom Selbstwertgefühl gesteuert.

Fallbeispiel

Jasmin fühlt sich gut, sie ist überzeugt von ihrer Fachkompetenz als Altenpflegerin. Obwohl sie noch neu auf der Station ist, geht sie gern mit zur Visite, als der Hausarzt mehrerer Bewohner sie darum bittet. Ihre Kollegin Margit dagegen hat sich nervös in die Küche zurückgezogen. Auf Jasmins Nachfrage erklärt sie, die Visiten seien immer furchtbar, außerdem könne sie nicht so schnell mitschreiben und der Arzt würde ständig Fragen stellen, die sie sowieso nicht beantworten könne.

Im Fallbeispiel wird deutlich, dass jemand, der sich seiner Selbst nicht sicher ist und die eigenen Fähigkeiten wenig schätzt, sich auch entsprechend verhält. Aufgrund ihrer negativen Selbstwahrnehmung nimmt die Altenpflegerin Margit im Fallbeispiel deshalb auch ihre Umwelt eher negativ und bedrohlich wahr, sie findet schnell „Probleme", weil sie sich selbst unsicher fühlt, obwohl sie langjährige Fachkompetenz und Erfahrung hat.

Doch es gibt niemand, der beispielsweise ausschließlich unfähig, unbedeutend, tollpatschig, hässlich, unbeweglich, unerfahren oder unbegabt ist.

Jeder Mensch hat Potenziale, die leider oft brach liegen. Für ein positives Selbstwertgefühl ist es wichtig, die eigenen Möglichkeiten erst einmal selbst zu entdecken und sich bewusst zu machen. Man kann diese Potenziale auch Fähigkeiten oder den Reichtum eines Menschen nennen.

3

Ein positives Selbstbewusstsein und selbstbewusstes Verhalten setzt demnach voraus, eigene Fähigkeiten und Fertigkeiten zu achten und selbst wertzuschätzen (☞ 2.2.2).

Das Bild, dass AltenpflegerInnen jedoch häufig auch selbst von sich haben, ist leider oft geprägt von negativen gesellschaftlichen Wertungen gegenüber Altenpflege (☞ 1.3.1). Umso wichtiger ist es, sich selbst beispielsweise deutlich zu machen:

- ich leiste viel
- ich lebe mit positiven Werte und Normen
- ich bin freundlich, fleißig, fachkompetent
- ich habe Einfühlungsvermögen (Empathie), Erfahrung.

Ebenso wichtig ist es, für Wertschätzung (☞ 2.2.3) durch andere gegenüber der eigenen Person aufmerksam zu sein, also genau hinzuhören, was einem wertschätzend mitgeteilt wird oder was andere anerkennen. Denn schließlich kann Selbstbewertung auch durch Fremdbewertung positiv verändert werden.

 Tipps für die Praxis

▶ Die eigenen Potenziale sehen und entwickeln lernen!
▶ Unsicherheiten nicht verstecken oder überspielen, sondern durch Nachfragen beseitigen.

Fallbeispiel

Susanne ist die älteste Altenpflegerin im Team. Sie bietet an, Dienst zu machen, wenn das Team einen gemeinsamen Restaurantbesuch unternimmt und begründet ihren Entschluss mit den Worten: „Ich alte Schachtel kann da verzichten." Eine Kollegin widerspricht jedoch und meint: „Gerade wenn du dabei bist, ist es lustig, ich denke, wir sollten besser losen, wer Dienst macht."

Zu einem positiven Selbstwergefühl gehört auch, zu **akzeptieren**, was man *nicht* kann oder was man *nicht* ist, statt es zu verachten, abzuwerten oder zu verheimlichen. Etwas nicht zu sein oder nicht zu können, macht den Menschen ja nicht schlechter. Älter sein bedeutet im Fallbeispiel beispielsweise nicht, wie Altenpflegerin Susanne selbst abwertend meint, verzichten zu müssen.

 Tipps für die Praxis
Es hilfreicher, zu akzeptieren, was man nicht kann oder ist, statt sich selbst abzuwerten.

Fallbeispiel
Verena will bei der Teambesprechung die Arbeitsanleitung für ein neues Gerät vorlesen. Sie nimmt die Beschreibung und sagt dann: „Oh ich kann kein Englisch, hier stehen so viele Fachwörter, kann das bitte jemand anderes lesen?"

■ Wertvoll sein

Ein positives Selbstwertgefühl ist geprägt von der *unabhängigen* inneren Gewissheit, *wertvoll* zu sein.
Menschen mit einem positiven Selbswertgefühl sind nicht permanent von Minderwertigkeitsgefühlen und Selbstzweifeln gequält. Es sind Menschen, die sich nicht abwerten oder eigene Bedürfnisse missachten, sondern Menschen, die sich für wertvoll halten, weil sie Wertschätzung erfahren haben.[11]

 Ein positives Selbstwertgefühl ruht auf der inneren Sicherheit, dem stärkenden Wissen vom eigenen Wert.

Der eigene Wert wird unabhängig von der Meinung anderer und unabhängig von äußeren Umständen erkannt. Großen Einfluss auf diese Erkenntnis von eigenem Wert haben **positive und negative Erfahrungen** z.B.:

- man ist nur beliebt, wenn man etwas leistet
- wer laut ist, hat Recht
- Jungen müssen stark sein
- Mädchen müssen nett sein
- wer dick ist, ist dumm.

Wer sich mit derartigen Erfahrungen, die ihn geprägt haben, selbst im Wege steht, sollte wissen, dass man **negative Beschreibungen durch positive ersetzen** kann. Beispielsweise

- Recht bekommt, wer gute Argumente hat
- schnelles Denken ist auch Stärke
- gut sein ist besser als nett sein
- Dicke sind fröhlich.

Selbstwahrnehmung und Erfahrung allein jedoch prägen das Selbstbild eines Menschen einseitig. Es ist ebenso wichtig, offen auch für Rückmeldungen anderer zur eigenen Person zu sein (Fremdwahrnehmung), ohne sich jedoch von der Meinung anderer abhängig zu machen.

 Tipps für die Praxis

▶ Ein positives Selbstbild und Selbstwertgefühl kann nur entwickeln, wer mit anderen in Austausch geht und sich öffnet, statt sich zu verstecken.

▶ Nur im Kontakt mit anderen Menschen erfährt man, wer man wirklich ist, wie man ist und was man kann.

Viele Menschen sind besonders im Arbeitsalltag darum bemüht, „es anderen Recht zu machen". Das Bestreben, die Achtung anderer Mitarbeiter zu gewinnen, ist schließlich größer als die *Selbstachtung*. Diese führt zu dem Zwang: „Ich muss von allen geliebt und anerkannt werden, erst dann bin ich ein wertvoller Mensch."

Doch jede AltenpflegerIn sollte für sich selbst gute Argumente haben, warum sie **wertvoll** ist. Dazu gehört sicherlich auch, sich klar zu machen, welche berufsbedingten (von außen geprägten) Werte man selbst aufzuweisen hat. In der Regel können AltenpflegerInnen hier sehr viel aufzählen. Doch mindestens ebenso wichtig ist es wahrzunehmen, warum man **außerhalb dieser Arbeit** wertvoll ist. Denn wenn das Selbstwertgefühl eines Menschen ausschließlich an Arbeitsleistungen festgemacht wird, ensteht sehr schnell eine Überidentifikation mit der Arbeit, dass heißt im negativen Sinn „ich bin nur etwas wert, wenn ich viel leiste".

 Für ein von allen Leistungen ganz **unabhängiges positives Selbstwertgefühl** ist entscheidend, sich seiner eigenen, **inneren Werte** bewusst zu werden.

Negativ und selbstabwertend äußert sich auch das so genannte „Helfersyndrom", das besonders häufig in sozialen Berufen zu finden ist. Schmidtbauer[12] beschreibt darunter Menschen, die von sich meinen, nur als „Helfer" wertvoll zu sein. Nach Schmidtbauer suchen diese Menschen vorrangig Beziehungen zu hilfsbedürftigen Menschen, um diesen Hilfe geben zu können und so das Gefühl zu haben, wertvoll zu sein.

 Menschen mit Helfersyndrom haben das Gefühl entwickelt, ständig „Leistungen" erbringen zu müssen, um sich anerkannt zu fühlen.

Experten erklären die Lebenshaltung von Menschen mit Helfersyndrom damit, dass diese unglückliche frühe Erfahrungen gemacht haben und sich deshalb nicht vorstellen können, um ihrer selbst willen liebenswerte und wertvolle Menschen zu sein. Solche negativen Erfahrungen können beispielsweise entstehen, wenn ein Kind

* nur Zuwendung erlebt, wenn es alle Pflichten erfüllt hat
* in geschiedenen Ehen als Ersatz für Lebenspartner der Mutter oder des Vaters Ratgeber und Trösterfunktion übernehmen muss

- regelmäßig Erziehungs- und Versorgungspflichten für Geschwister übernehmen muss
- Pflichten für kranke Familienmitglieder übernehmen muss.

Das Leben erscheint Menschen mit Helfersyndrom nur in der Helferrolle lebenswert. Eine derartige Lebenshaltung ist immer problematisch, weil Menschen mit dieser Sichtweise ihren Wert als Mensch ausschließlich an Leistungen knüpfen und selbstständig kaum Entlastung suchen. Körperliche oder psychische Erkrankungen bis zum Burnout und sind typische Folgen dieser Form von Selbstabwertung.

Pflegekräfte mit Helfersyndrom sind problematisch auch für Pflegebedürftige, weil sie deren Unabhängigkeit weder wünschen noch fördern.

 Tipps für die Praxis
Wem es schwer gelingt, sich seine inneren Werte bewusst zu machen, sollte sich regelmäßig Antworten aufschreiben auf die Frage: „Was schätze *ich* an mir?".

■ *Das „angeschlagene" Selbstwertgefühl*

Jeder kennt das Gefühl, eines „angeschlagenen" Selbstwertgefühls. Man fühlt sich verunsichert, schwach, angegriffen, missachtet, in seinem „Wert gemindert" und verliert die eigenen Stärken aus dem Auge. Es entsteht dann leicht ein eigenes Bild im Sinne von, ich kann gar nichts mehr, ich mache alles falsch, niemand mag mich.

Ursachen
Schnell gibt es äußere Anlässe, die ein positives Selbstbild verletzen. Hierzu gehören z. B.:
- Kritik von anderen
- Misserfolg
- Enttäuschung.

Oft sind die Anlässe nichtig, doch die Situation, in der man sich gerade befindet, gibt den Ausschlag dafür, wie etwas empfunden wird und wie die Wirkung ist. Je unerwarteter, massiver und langwirkender negative Erlebnisse einwirken, umso gravierender ist häufig die Verletzung.

Anlässe können je nach persönlicher Grundhaltung subjektiv sehr unterschiedlich wahrgenommen werden. Je nach persönlicher Verfassung sind sie z. B. verletzend, erheiternd, oder bedeutungslos.

So können auch die Wirkungen auf das Selbstwertgefühl sehr unterschiedlich sein, auf Ereignisse wie beispielsweise:

- alle anderen im Kurs haben die Prüfung mit besserer Note bestanden
- der Ehepartner will sich scheiden lassen
- die Bereichsleiterin hat seit längerer Zeit keine positives Rückmeldung gegeben.

Folgen

Weil manche Erkenntnisse schmerzhaft sind, reagieren Betroffene häufig auch wie bei einer Krankheit: Krankmeldungen ist nicht selten die Folge eines verletzten Selbstwertgefühls. Krankschreibung als Reaktion erfolgt beispielsweise nicht selten weil

- jemand sich kritisiert oder angegriffen fühlt
- jemand unangenehmen Situationen aus dem Weg gehen will
- jemand sich einer Klärung nicht gewachsen fühlt.

Die Folge sind schließlich Rückzugsverhalten, Unwohlsein zunehmende Unsicherheit und Minderwertigkeitsgefühle.

Sich wiederholende belastende Anlässe können Menschen mit „angeschlagenem" Selbstwertgefühl im Laufe der Zeit bis hin zu Erkrankungen verletzen. Typisch sind im Altenpflegeberuf Anlässe wie Überarbeitung, Unzufriedenheit mit der Arbeitssituation, fehlende Freizeit, schwindende Kontakte zu anderen Menschen. Auf diese Weise geht die Balance zwischen Anspannung und Entspannung verloren (☞ 4.3.2) und Betroffenen fehlt zunehmend positive Bestätigung durch andere Menschen.

Es spricht auch für ein verletztes Selbstwertgefühl, wenn eine AltenpflegerIn der Meinung ist: „Ich muss bis über meine Grenzen leisten, bis ich nicht mehr kann, (damit ich gesehen werde)."

Bewältigungsmöglichkeiten
Eigene Strategien
Möglicherweise ist es wichtig, eigene Verhaltensweisen zu überdenken und das eigene Maß an *Selbstfürsorge* und Wohlbefinden durch *Selbstpflege* zu finden (☞ Kap. 4).
Es kann auch wichtig werden, erst eine Ist-Analyse vorzunehmen (☞ 3.1) unter den Gesichtspunkten:
• Wie geht es mir?
• Wie erlebe ich Stress?
• Wie nehme ich Probleme wahr?

Eine ehrliche Analyse hilft, die Ursachen des angeschlagenen Selbstbewusstseins zu finden, klar zu benennen sowie eigene Stärken und Bewältigungsstrategien zu entdecken (☞ Kap. 4 und 5).

 Tipps für die Praxis
Wer sich in Selbstpflege übt, unterstützt die eigene Stabilität.

Unterstützung von außen
Ebenso hilfreich kann es in „kritischen" Situationen sein, positive Impulse wahrzunehmen, die das eigene Selbstbewusstsein stützen (☞ Kap. 2.2.3) und sich Unterstützung von außen, beispielsweise durch eine Kollegin zu holen.
Innerhalb der Arbeitsteams gibt es zusätzlich viele Faktoren, die das Selbstwertgefühl der Mitarbeiter positiv beeinflussen können. Hierzu gehören beispielsweise gegenseitige:
• Wertschätzung (☞ 2.2.3)
• Entlastung (☞ Kap. 4 und 5)
• Ermutigung
• emotionale Wärme
• Akzeptanz
• Verständnis
• Humor (☞ 4.3.1).

Alle diese Merkmale guter Beziehungen sind für AltenpflegerInnen nicht nur wichtig im Kontakt mit alten Menschen, sondern sollten auch das Klima im Team kennzeichnen, um dem Selbstwertgefühl der Mitarbeiter positive Impulse zu geben.

Tipps für die Praxis

▶ Ein „angeschlagenes" Selbstwertgefühl als vorübergehende Störung nicht überbewerten, aber ernst nehmen. Dabei die eigenen Stärken nicht aus den Augen verlieren und Strategien finden, die die Störung beseitigen.

▶ Wer grundsätzlich unter einem negativen Selbstwertgefühl leidet, das von starken Minderwertigkeitsgefühlen und Selbstzweifeln geprägt ist, sollte sich beratende Unterstützung holen, statt sich selbst abzuwerten und mit Selbstzweifeln zu quälen.

Berufs- und themenorientierte Supervision oder therapeutische Unterstützung können in belastenden Situationen helfen,
• Gedanken und Gefühle zu sortieren
• Standpunkte zu überprüfen
• Neues in Bewegung zu bringen.

Unterstützung für das eigene Selbstwertgefühl kann Veränderungen schaffen, die nicht gleich Berufswechsel bedeuten, sondern Veränderungen beispielsweise von eigenen Verhaltensmustern möglich machen oder dabei helfen, neue Motivationen für den Beruf zu entdecken. Dabei können Anforderungen des Berufes, eigene Fähigkeiten, eigene Wünsche und die eigene Lebenssituation in Verbindung gebracht werden, um tragfähige berufliche und private Entscheidungen zu treffen (☞ 5. 3).

 Sich verändern heißt: Die zu werden, die man ist. (Friedrich Nietzsche)

Zur Überprüfung, ob bisher alle eigenen Ressourcen und genannten Faktoren bewusst wahrgenommen und im positiven Sinn genutzt werden, kann Tab. 3 als zusammenfassende Checkliste genutzt werden.

Tab.3: Checkliste zur Analyse meiner Ist-Situation

Ist-Situation	Bemerkung
Bin ich zufrieden?	
Empfinde ich mich als erfolgreich?	
Nehme ich Wertschätzung wahr?	
Teile ich anderen meine Wertschätzung mit?	
Wie ist meine Grundhaltung im Dienst? • Eher zufrieden und heiter • Eher unzufrieden und lustlos	
Wie geht es mir momentan? • Ich fühle mich fit und gesund • Ich fühle mich müde und ausgelaugt	
Wie gehe ich mit Stress um? • Ich kann auch in Phasen der Anspannung gelassen bleiben • Ich fühle mich häufig angespannt • Ich fühle mich überfordert	
Wie nehme ich Probleme wahr? • Probleme beunruhigen mich nicht • Ich habe viele ungelöste Probleme • Ich fühle mich schnell unter Druck • Ich habe nie Zeit	
Wie stark ist mein Selbstbewusstsein ausgeprägt? • Ich bin sicher und zufrieden mit mir • Ich bin eher unsicher und unzufrieden mit mir • Was ich leiste ist wertvoll • Alle anderen können mehr	

3

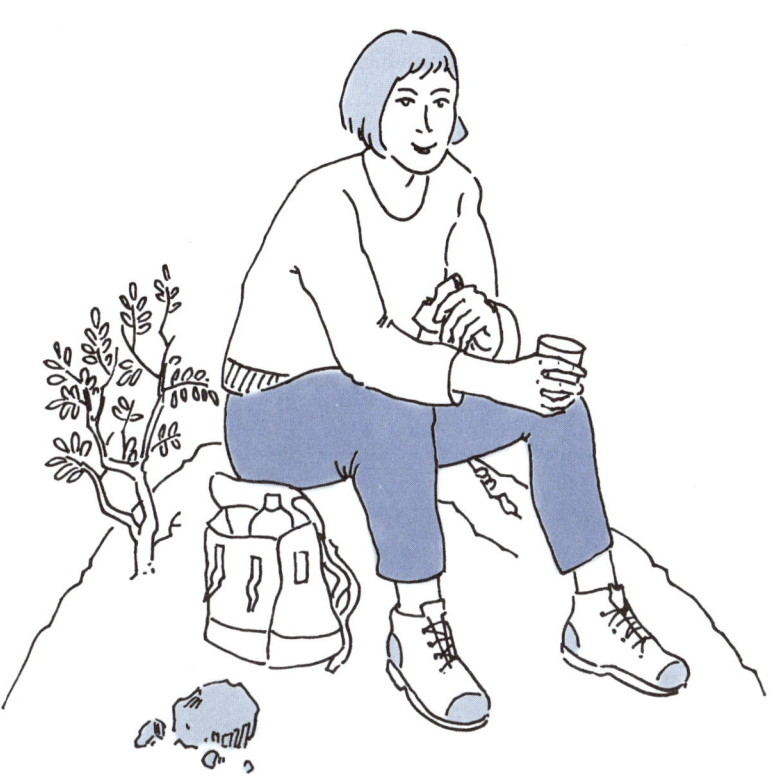

Ich sorge für mich

4.1 Aufmerksamkeit für mich selbst

Jede AltenpflegerIn sollte ihre ganz persönlichen Signale für „Frust"
sowie auch für Zufriedenheit und Wohlfühlen kennen. Schließlich
sind die Auslöser für Freude oder Stress häufig „selbstorganisiert"
und können genutzt oder vermieden werden. Es bedarf deshalb
bewusster Aufmerksamkeit, um Signale wie „angenehm" oder „belastend" wahrzunehmen. So weiß beispielsweise Altenpflegerin
Hanna von sich:

- Ich bekomme sehr schnell Rückenschmerzen und werde nervös,
  wenn mein Tagesablauf durcheinander gerät.
- Ich bekomme Kopfschmerzen, wenn mir frische Luft fehlt.
- Ich fühle mich schlecht gelaunt und gereizt, wenn ich nicht aus-
  geschlafen bin.
- Ich rede viel, wenn ich unsicher bin.
- Es tut mir gut, wenn ich morgens Zeit finde, heiß und kalt zu
  duschen.
- Ich kann mich entspannen, wenn ich vor mich hin singen oder
  mit jemand singen kann.
- Ich kann abschalten, wenn ich nach dem Dienst durch die Stadt
  bummle.

Wohlfühlen ist demnach in vielen Dingen auch davon bestimmt,
wie gut jemand seine eigenen Bedürfnisse kennt und entsprechend
aufmerksam in der Lage ist, dafür zu sorgen.

Aufmerksam sein kann in diesem Sinne bedeuten, Lebensstrategien
und Verhaltensweisen, die eigene positive Emotionen auslösen und
damit Balsam für die Seele sind, schätzen zu lernen und bewusst
einzusetzen. Hingegen sollten Quellen des Unwohlseins ebenso
aufmerksam wahrgenommen und abgebaut werden.

■ Eigene Bedürfnisse achten

Sorgsam mit sich selbst sein kann beispielsweise bedeuten, Leis-
tungsgrenzen zu erkennen, auch eigene Verspannungen wahrzunehmen anstatt z. B. bei Kopf-, Nacken- oder Rückenschmerzen
lediglich zur Tablette zu greifen. Es kann stattdessen auch wichtig

sein, Pausen einzulegen, Ursachen zu erkennen, rückenschonende Arbeitsweisen zu berücksichtigen, Hilfsmittel besser zu nutzen oder einfache Massagetechniken und Übungen zur Entspannung selbst anzuwenden.

Fallbeispiel
Isabell hustet seit längerer Zeit, doch in der Frühstückspause geht sie, obwohl es kalt ist, vor die Tür, um zu rauchen und hat sich lediglich eine Strickjacke übergezogen. Sie ist müde und fühlt sich nicht wohl, Appetit hat sie auch nicht, deshalb trinkt sie in der Pause nur Kaffee. Als ihr Kollege Hagen sie besorgt fragt, ob es ihr nicht gut ginge und sie lieber einen heißen Tee mit Honig wolle, antwortet sie missmutig: „Bloß keinen Tee, ich schaffe das schon."

4

Es wird im Fallbeispiel deutlich, dass Isabell viele Bedürfnisse und Signale ihres Körpers missachtet, die ihr deutlich machen, dass sie aufmerksamer für sich sorgen sollte. Statt sich mit Kaffee aufzuputschen und den Magen zu überfordern, wäre es für sie hilfreicher, die Zeichen einer Bronchitis ernst zu nehmen, frühzeitig etwas gegen ihre Erkrankung zu tun, statt darüber hinwegzugehen und sie zu begünstigen. Dazu kann auch gehören, die eigenen Kräfte einzuteilen und von Kollegen Unterstützung anzunehmen, statt verdrossen durchhalten zu wollen.

Missachtung von Bedürfnisse wird auch deutlich, wenn man beispielsweise die Pausengestaltung oder Gestaltung von Aufenthaltsräumen vieler Altenpflegekräfte betrachtet. Statt zum Ausruhen und Entspannen einzuladen, quellen viele dieser Räume über von Kleidungsstücken, Schuhen, vollen Aschenbechern und benutzten Kaffeetassen. Wie wenig Mühe macht es hingegen, durch ein wenig Ordnung und vielleicht Blumen auf dem Tisch, eine sichtbar freundliche Atmosphäre zu schaffen.

■ *Sorgfalt üben*

Weil es oft kleine Dinge sind, die das Leben erleichtern, fängt auch sorgsamer Umgang mit sich selbst bei kleinen Dingen an (☞ 4.3). Bei starken beruflichen Belastungen ist deswegen eine **gesunden**

Lebensweise für AltenpflegerInnen von besonderer Bedeutung. Beispielsweise könnte es wichtig sein:

- zum Frühdienst besser 10 Minuten früher aufzustehen, den Tag geruhsam zu beginnen, sitzend vielleicht eine Tasse Tee zu trinken bzw. etwas Leichtes zu frühstücken, statt regelmäßig mit leerem Magen hektisch loszustürzen
- weil man im Schichtdienst arbeitet, ganz besonders auf einen festen Lebens- und Schlafrhythmus zu achten, statt ganz „aus dem Rhythmus" zu kommen
- ausreichend Zeit für Schlaf und Freizeit einzuplanen
- den Arbeits- und Pausenplatz so zu gestalten, dass man sich dort wohl fühlen kann
- den eigenen Umgang mit Genuss- und Aufputschmitteln zu überprüfen und nötigenfalls einzuschränken
- aufmerksamer auf gesunde Ernährung zu achten.

Tipps für die Praxis

▶ Eigene Bedürfnisse und Befindlichkeiten nicht nur wahrnehmen, sondern dafür auch aktiv werden und notwendige Änderungen eigener Verhaltensweisen anstreben.

▶ Hilfreich ist es, die eigenen guten Vorsätze anderen mitzuteilen und Ergebnisse zu dokumentieren. Es erleichtert die Eigenkontrolle und motiviert zum Durchhalten.

Fallbeispiel

Conrad möchte abnehmen, hat aber gemerkt, dass er es allein nicht schafft. Er erzählt beim Frühstück im Team von seinem Plan und bittet darum, beim Kauf aus der gemeinsamen Frühstückskasse mit darauf zu achten, dass weniger Kekse und Toastbrot sondern auch Obst und Vollkornbrot gekauft werden. Eine Kollegin überlegt und sagt dann: „Wenn du das versuchst, mache ich mit. Ab heute gibt es für mich keine Brötchen mehr, sondern ich esse Obst zum Frühstück." „Und ich jogge mit dir jeden zweiten Tag", ergänzt Mathias, der schon lange davon redet, sich mehr bewegen zu wollen. Gemeinsam schreiben die drei ihre Vorsätze sowie Nah- und Fernziele auf. Sie wollen darüber im Austausch bleiben.

■ Fragen können anregen

Immer gehören die Aufmerksamkeit für Körper und Seele zusammen. Deshalb ist es wichtig, regelmäßig aufmerksam dafür zu sein, ob sich Belastungen und Entspannung die Waage halten (☞ 4.3). Einige Fragen können helfen, die Aufmerksamkeit für das eigene körperliche und seelische Befinden zu schärfen:

- Genieße ich mein Leben?
- Kann ich mich entspannen?
- Fühle ich mich erschöpft und überfordert?
- Halte ich mich körperlich fit?
- War ich in letzter Zeit häufig krank?
- Habe ich Spaß mit anderen?
- Rege ich mich schnell auf?
- Bin ich häufig unzufrieden?

4

Möglicherweise machen die Antworten deutlich, dass Freude und Zufriedenheit wenig Platz im eigenen Kopf finden und Anzeichen darauf aufmerksam machen und warnen, dass positive Dinge im Leben zu kurz kommen. Ein erster Schritt könnte in diesem Fall sein, sich mit einem vertrauten Menschen Gedanken zu machen unter der Fragestellung: **„Was werde ich tun, dies zu verändern?"** Die Frage schließt auch ein, möglicherweise das eigene Denken zu überprüfen und positive Perspektiven sowie Ziele und Bedingungen als Schlüssel für die eigene Zufriedenheit zu finden (☞ 4.3.1).

Fallbeispiel
Nach einem Seminar zum Thema Selbstpflege sagt eine Altenpflegerin zu ihrer Kollegin: „Ich merke erst jetzt, wie ich über lange Zeit meinen Körper geschunden habe. Ich wusste gar nicht mehr, wie schön es ist, so entspannt zu sein und Spaß zu haben. Ich war wohl schon richtig ausgezehrt." Beide verabreden, jetzt regelmäßig gemeinsam tanzen zu gehen.

■ Nein sagen können

Aufmerksam für sich zu sein, kann auch bedeuten, körperliche und psychische Grenzen nicht nur zu erkennen, sondern sie auch zu akzeptieren und **Nein sagen** zu lernen, wenn diese Grenzen erreicht sind. AltenpflegerInnen überfordern sich nicht selten allein deshalb, weil sie Konflikte vermeiden möchten und vermuten, es gibt unangenehme Auseinandersetzungen, wenn sie auf eigene Bedürfnisse oder Grenzen der Belastbarkeit aufmerksam machen.

4

Fallbeispiel
Helena kann in ihrer Nachtdienstwoche kaum schlafen, weil sie nicht nur ihre Familie versorgt, sondern auch drei Verwandte aus ihrer Heimat zum Besuch gekommen sind. Den ganzen Tag über wird viel erzählt, gegessen und gelacht. Nur bei gutem Wetter gehen alle in die Stadt, so dass Helena ein paar Stunden ungestört schlafen könnte, doch dann ist sie so aufgeputscht, dass sie Schlaftabletten schluckt, um zur Ruhe zu kommen. Nachts trinkt sie viel Kaffee und nimmt Tabletten, um wach zu bleiben. Als der Besuch abreist, hat Helena starke Magenschmerzen, ist völlig erschöpft und überreizt.

Im Fallbeispiel gelingt es Helena nicht, die Bedingungen für sich positiv zu gestalten. Weil sie nicht auf sich aufmerksam macht, gehen ihre Bedürfnisse im allgemeinen Trubel unter. Doch für ihre Bedürfnisse ist allein sie selbst verantwortlich. Weder die Schwiegermutter aus Griechenland, noch die Bereichsleitung, die den Dienstplan geschrieben hat, haben die übermäßige Belastung von Helena bewusst gewollt. Bei mehr Aufmerksamkeit für sich hätte Helena viele Möglichkeiten finden können, die Situation zu entspannen.
Rechtzeitig und konseqent für sich zu sorgen, kann auch bedeuten, Nein zu sagen, wenn Ansprüche anderer nicht mit den eigenen Bedürfnissen im Einklang sind. Wer nicht aufmerksam auf sich und seine Gesundheit achtet, wird langfristig eine teure Rechnung begleichen müssen.

Wer statt Nein zu sagen, eigene Kräfte und Fähigkeiten über-
strapaziert und gesunden Ausgleich missachtet, macht sich
selbst empfänglicher für Missmut, Unzufriedenheit und Erkrankungen.

Viele AltenpflegerInnen haben Bedarf, ihre Wahrnehmung dafür
zu schulen, ob ihr Körper und ihre Seele gesund sind. Dafür bieten
sich beispielsweise regelmäßige Reflektion oder Supervision der
Arbeit an (☞ 5.1; 4.2).

 Tipps für die Praxis
Es lohnt sich, aufmerksamer mit sich umzugehen, statt bei Krank-
heitszeichen lediglich einen Arzttermin zur „Reparatur" der Anzeichen zu vereinbaren.

■ *Der „Termin mit sich selbst"*

Weil AltenpflegerInnen körperliche und geistige Überlastung und
Erschöpfung häufig als normale Folgen eines anstrengenden
Arbeitszyklusses betrachten, nehmen sie Warnungen und Alarmsignale ihres Körpers schwer wahr. Umso wichtiger ist es, aufmerksam dafür zu werden, ob die Sprache des Körpers und der Seele
Wohlbefinden oder übermäßige Anspannung signalisieren. Alarmsignale für die Unfähigkeit zur Entspannung können beispielsweise sein[2]:
• Lob und Anerkennung werden nicht wahrgenommen oder ab-
  gewehrt
• angenehme Dinge werden verschoben oder gar nicht geplant,
  z. B. der Termin mit Freunden
• obwohl andere sich freuen, bleibt die eigene Stimmung trüb
• private Dinge werden zunehmend lästig, nur Ausruhen ist gefragt.

Gerhard Susen[13] schlägt unter dem Gesichtspunkt der Aufmerksamkeit vor, den „Termin mit sich selbst" regelmäßig zu organisie-

ren, um Zeit für einen Dialog mit sich selbst zu finden. Dieser Termin sei genau so wichtig wie jeder feste Termin mit anderen Menschen, auf dessen Einhaltung jeder in der Regel bedacht ist. Denn „was der Kopf als richtig erkannt hat, ist noch lange nicht Teil der eigenen Überzeugung geworden." Deshalb brauche jeder Mensch Zeit und Gelegenheit für sich. Susen bezeichnet dies als Voraussetzung dafür, sich selbst zu kennen und harmonisch mit sich umzugehen. Er schlägt beispielsweise vor,

- sich vor den Spiegel zu setzen, sich längere Zeit zu betrachten und mit sich zu reden oder
- sich bewusst zu entspannen und einzelne Körperregionen aufmerksam wahrzunehmen oder
- die innere Achtsamkeit auf die eigenen Gefühle zu legen oder
- Gedanken und innerer Bilder bewusst zu verfolgen.

Wichtig scheint, für jedes Erleben aufmerksamer zu werden und das eigene Bewusstsein zu einem regelmäßigen und achtsamen Begleiter zu machen (☞ Kap. 3).

■ KDA Selbstpflegeblatt

Im Sinne der Aufmerksamkeit für sich selbst entwickelte das Kuratorium Deutsche Altenhilfe (KDA) Gedankenstützen für Pflegende. Das Kuratorium möchte damit AltenpflegerInnen anregen, bewusst eine eigene Bilanz der Selbstpflege zu ziehen und zu verfolgen. In das Selbstpflegeblatt sind beispielsweise Fragen für jeden einzelnen Wochentag sowie für ein Wochenfazit formuliert (☞ Abb. 2):

- Wieviel Schlaf bekomme ich?
- Was und wie viel esse ich?
- Wieviel Flüssigkeit nehme ich zu mir?
- Wieviel Bewegung verschaffe ich mir täglich?
- Welche schönen Erlebnisse, sozialen Kontakte und Hobbys habe ich?

Fast alle, die mit diesem Blatt gearbeitet hätten, seien „geschockt" darüber wie ungesund sie lebten, so das KDA. Es gab Menschen, die sich nun bewusst weiter mit dieser Form der Selbstreflektion be-

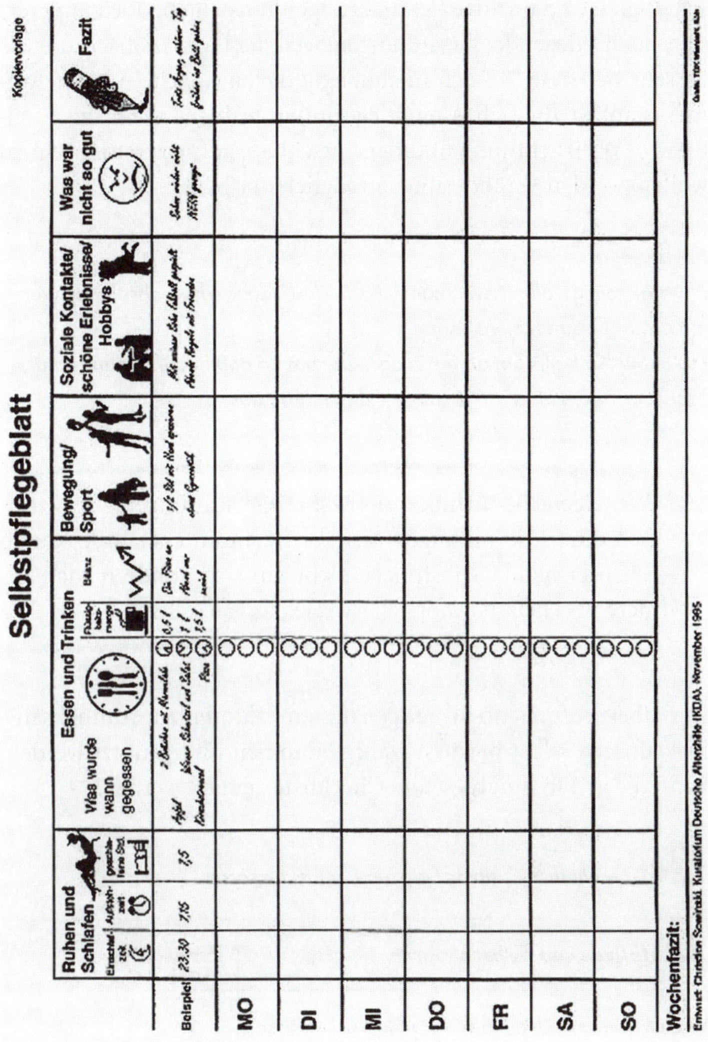

Selbstpflegeblatt

Kopiervorlage

	Ruhen und Schlafen: Einschlafzeit	Ruhen und Schlafen: Aufstehzeit	Ruhen und Schlafen: geschlafene Std.	Essen und Trinken: Was wurde wann gegessen	Essen und Trinken: Flüssigkeitsmenge	Essen und Trinken: Bilanz	Bewegung/ Sport	Soziale Kontakte/ schöne Erlebnisse/ Hobbys	Was war nicht so gut	Fazit
Beispiel	23.30	7.15	7,5	Apfel, 2 Brötchen mit Marmelade, Wiener Schnitzel mit Salat, Kirschstreusel, Pizza	0,5 l; 1 l; 1,5 l	Die Füße am Abend zu weit	1/2 Std mit Hund spazieren ohne Gymnastik	Mit meinem Sohn Fußball gespielt, Abends Kegeln mit Freunden	Schon wieder nicht NEIN gesagt	Trotz Ärger, schöner Tag, früher ins Bett gehen
MO										
DI										
MI										
DO										
FR										
SA										
SO										

Wochenfazit:

Entwurf: Christine Sowinski, Kuratorium Deutsche Altershilfe (KDA), November 1995

Grafik: TDK Wiesbaden

Abb. 2: Selbstpflegeblatt des KDA

schäftigten und positive Veränderungen feststellten, doch andererseits auch Pflegende, die aufhörten, weil die Eigenbeobachtung sie
zu sehr belastete.[16] Doch unabhängig davon, welche Art der Aufmerksamkeit für sich AltenpflegerInnen wählen, allein die regelmäßige Wahrnehmung und der Entschluss, aufmerksamer sein zu
wollen, werden Veränderungen möglich machen.

Fallbeispiel
Martin reinigt alle Instrumente nach den Verbandswechseln am Vor-
mittag in Desinfektionslösung.
Als seine Kollegin Sarah ihn fragt, warum er dabei keine Handschuhe
trage, antwortet er: „Mir macht das nichts aus."

 Wer eigene Bedürfnisse missachtet, Gefährdungen, Verletzungen oder Erkrankungen nicht ernst nimmt, gefährdet durch
unzureichende Selbstpflege nicht nur sich, sondern auch andere und belastet möglicherweise das ganze Team.

Zur Überprüfung, ob bisher genannten Faktoren zur Aufmeksam-
keit für sich selbst bewusst wahrgenommen und genutzt werden,
kann die in Tab. 4 dargestellte **Checkliste** genutzt werden.

Tab. 4: Checkliste zu Selbstpflege und Selbstfürsorge

Selbstpflege und Selbstfürsorge	Bemerkung
Wie aufmerksam bin ich für eigene Bedürfnisse? • Beachte ich eigene Bedürfnisse? • Nehme ich meine Grenzen wahr? • Achte ich auf ein Gleichgewicht von Be- lastungen und Entspannungen? • Kann ich auch Nein sagen?	

Selbstpflege und Selbstfürsorge	Bemerkung
Wie gehe ich mit Belastungen um? • Sorge ich bei Belastungen angemessen für mich? • Nehme ich Belastungen bewusst wahr? • Bemühe ich mich um Entlastung?	
Wie gehe ich mit Strategien der Selbstpflege um? • Lebe ich eher ungesund und kümmere mich wenig um Selbstpflege? • Sorge ich regelmäßig für mein Wohlbefinden und meine Gesundheit?	

4

4.2 Selbstfürsorge im Beruf

Berufsarbeit und -zufriedenheit (☞ 2.1.1) haben ausgeprägte psychosoziale Bedeutungen. In einer Umfrage des Institutes der Deutschen Wirtschaft von 1998 zu den *wichtigsten Arbeitsplatzmerkmalen* nannten von den Befragten Frauen und Männern als besonders wichtig:
• das kollegiale Umfeld (54 Prozent)
• Freude an der Arbeit (53 Prozent)
• Anerkennung durch Vorgesetzte (46 Prozent).

Anerkennung und Wertschätzung durch Kollegen sowie das „Miteinander-Können" sind demnach wichtige Gesichtspunkte, um sich *unabhängig* von Anforderungen und Belastungen bei der Arbeit wohl zu fühlen, ja sogar Freude und Spaß zu haben (☞ 2.2.2).
Diese wichtigen Kriterien werden mit dem Beruf der AltenpflegerIn eher selten in Zusammenhang gebracht, die Begriffe sind in der Regel für Freizeit und Privatleben im Gebrauch. Doch sollte ausgerechnet Arbeit in der Altenpflege ohne Freude, Begeisterung, Spaß auskommen können?

Die Aussage von Professor Dr. Siegfried Höfling von der Abteilung Klinische Psychologie der Uni München[15] gilt für alle Berufe: „Wer begeistert bei der Arbeit ist, hat erheblich mehr davon".

Er nennt **Begeisterung** die wichtigste Form der **Selbstmotivation**.

Selbstmotivation entsteht, wenn jemand von seine Arbeit erfüllt ist, sie belohnend, spannend, herausfordernd und befriedigend empfindet.

4

■ *Motivation schafft Energie*

Wer Freude bei der Arbeit empfindet, erlebt positive Energie, die es ihm möglich macht, seine Arbeit nicht als Last, sondern als positive Herausforderung und Möglichkeit der Selbstverwirklichung zu erleben.[15] Das Schlüsselwort, um dies für sich selbst unabhängig von äußeren Bedingungen zu erreichen, heißt **Motivation**.

Experten bezeichnen damit eine Summe von Beweggründen (Motiven), die den Ausschlag dafür geben, wie sich jemand freiwillig entscheidet und verhält.[28]

Wie jedoch ist positive Motivation möglich?

Fallbeispiel

Altenpflegerin Ute hat sich einen besonderen Kalender geschaffen. Er liegt in ihrem (Arbeits-) Tagebuch, das sie regelmäßig führt. In dem Kalender markiert sie die Arbeitstage, die für sie erfolgreich und schön waren. Was sie positiv empfunden hat, schreibt sie dann auch regelmäßig in ihr Tagebuch. Das hilft ihr, über Dinge und Situationen, die ihr begegnet sind, noch einmal in Ruhe nachzudenken. Der Kalender ist ihr eine Unterstützung dabei, Angenehmes in der Hektik des Alltags nicht zu vergessen.

Weil Ute **positive Dinge** besonders registriert, schafft sie sich genügend „Polster" für Zeiten, in denen der Bedarf nach Motivation besonders stark ist. Sie gewinnt Zuversicht und spürt zunehmend, dass ihre Arbeit ihr nicht nur Last ist, sondern auch Freude bringt.

Ihre Kollegin Beate hingegen motiviert sich selbst indem sie sich sich morgens beim Aufstehen überlegt: „Worauf freue ich mich heute?" **Vorfreude** in diesem Sinn kann also motivieren.

Ebenso können **Erfolgserlebnisse** motivieren. Sie werden häufiger, wenn man sich **kleine Ziele** steckt.

Wer ein Ziel erreicht hat oder eine schwierige Situation gemeistert hat, sollte nicht vergessen, sich auch selbst zu **belohnen**:

Fallbeispiel
Mehrere AltenpflegerInnen hatten im vergangenen Monat Über-stunden gemacht, weil Kollegen während einer Grippewelle krank waren. Als der Betrieb wieder normal läuft, sollen Berit und Katarina ihre Überstunden am kommenden Mittwoch „abbummeln".
„Prima", sagt Berit. „dann kann ich endlich mal wieder die Wohnung gründlich sauber machen und Fenster putzen." Doch Katarina fragt sie: „Hast du nicht eher Lust, zusammen mit mir in die Sauna zu gehen, da könnten wir den ganzen Tag mal so richtig faul sein?"

Auch wer aufmerksam für **Wertschätzung** ist, findet mehr Anlässe zur Motivation. Jedes Team sollte darauf achten, dass alle Mitarbeiter sich in der Kultur der Wertschätzung füreinander üben (☞ 2.2.3). Wer anderen seine Wertschätzung und **Anerkennung** deutlich macht, bekommt diese auch leichter. Wer regelmäßig für Rückmeldungen innerhalb des Teams sorgt, wird erleben, dass eine Kultur der Wertschätzung möglich wird, die Motivation schafft.

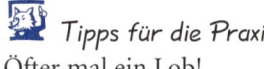 *Tipps für die Praxis*
Öfter mal ein Lob!

Neuester Trend, die Eigenmotivation zu erhalten oder zu verbessern, ist **Teilzeitarbeit**, also **Kürzertreten** statt sich auspowern. Arbeit ist nicht das halbe Leben, wie der Volksmund meint. Während 1991 nur jeder siebte Erwerbstätige in Deutschland teilzeitbeschäftigt war, ist es im Jahr 2001 fast jeder Fünfte. Das Institut der Deutschen Wirtschaft geht von 6.3 Millionen Teilzeit-Tätigkeiten aus (☞ 2.1.9).

Motivation kann auch bedeuten, sich darüber Gedanken zu machen, wofür man sich bei der Arbeit besonders **engagieren** möchte. Dies schafft nicht nur Begeisterung für eine Sache, sondern erleichtet die Identifikation mit den eigenen Aufgaben und bringt schließlich auch Anerkennung durch andere.

Wer trotz aller Selbstmotivation ein **Motivationstief** hat, sollte sich die Ursachen deutlich machen. Misserfolge müssen nicht lange missmutig stimmen, sondern können Ansporn sein für einen neuen Versuch.

> Misserfolge sind Lernsituationen: Jede Erfahrung kann klüger machen. (A. Wagner Link)[15]

4

■ *Atemholen gibt Kraft*

Rituale können auch im Arbeitsalltag besondere Ereignisse hervorheben oder den Alltag auflockern. So wie in vielen Kulturen der Völker können Rituale auch eine Arbeitskultur schaffen, die für Entspannung, Freude und neue Energie sorgt:

- Am Wochenende wird der Frühstückstisch mit besonderer Aufmerksamkeit gedeckt.
- Morgens treffen sich alle Mitarbeiter kurz zu einer Tasse Tee im frisch gelüfteten und aufgeräumten Aufenthaltsraum.
- Neue Schüler bekommen eine Grußkarte vom Team.
- Zum Ende jeder Dienstberatung liest ein Kollege neue Pflegewitze vor, die er aus Büchern und Zeitschriften sammelt.
- In der Mittagspause machen mehrere Mitarbeiter regelmäßig einen kurzen Spaziergang.

Kurzpausen machen es möglich, neue Motivation und Energien zu schöpfen. Dies ist im Rahmen eines Tages ebenso wichtig wie der Kurzurlaub oder das verlängerte Wochenende in Zeiten besonderer Arbeitsbelastung. Jeder Mensch lebt in einem individuellen Rhythmus von Leistungsfähigkeit und Ruhebedürfnis. Niemand kann pausenlos „im Rennen" sein. Immer sind auch Entspannungsphasen nötig, die geistige und körperliche Erholung ermöglichen. Signale, die zeigen, dass eine Pause erforderlich ist, sollten unbedingt respektiert werden. Solche Signale können z. B. sein: zunehmende Müdigkeit, Gereiztheit, Schlaflosigkeit. Auch der Anruf einer Freundin, die darauf aufmerksam macht, dass man sich ewig nicht gesehen habe, kann ein Hinweis darauf sein, dass eine Pause unbedingt erforderlich ist.

Pause machen heißt **nicht**, schnell Einkaufen zu rennen oder sich durch Rauchen eine „erzwungene" 10-Minuten-Ruhezeit zu verschaffen.

4

Vielen Menschen gelingt es, kurz abzuschalten und die Gedanken bewusst auf etwas Schönes zu lenken. Auch zweiminütige Gesichtsmassagen oder Atemübungen (☞ 4.2.3) habe sich für Kurzpausen bewährt.

■ *Unterstützung kann entlasten*

Selbstfürsorge im beruflichen Alltag bedeutet auch, Angebote zur Unterstützung zu nutzen und zu empfehlen. Bei genauerem Hinsehen wird oft deutlich, dass Angebote zur Entlastung nicht ausgeschöpft werden. Diese können ganz praktisch in Form von Hilfsmittel vorhanden sein, auch das Erlernen neuer Arbeitstechniken oder Training von Verhaltensweisen kann Entlastung im Berufsalltag bedeuten.

 Tipps für die Praxis
▶ Unterstützung kann auch bedeuten, sich gegenseitig zu entlasten.
▶ In Teamsitzungen können Anregungen und Tipps zur Selbstfürsorge gegeben werden.

Fallbeispiel
Heiko und Rahil wollen bei mehreren bettlägerigen, schwer zu mobilisierenden Bewohnern die Betten richten. Sie beginnen ihre Arbeit an je einem Ende des Flures und treffen sich schließlich in der Mitte. Beide sind am Ende erschöpft und haben Rückenschmerzen.

Es ist nicht schwer, im Fallbeispiel zu erkennen, dass gemeinsames Erledigen schwieriger Aufgaben entlasten kann. Wenn Heiko und Rahil sich darin üben, als Team zu arbeiten, was bestimmter Absprachen bedarf, wird ihnen das Bewältigen auch körperlich schwerer Arbeiten leichter fallen.

Hilfsmittelangebote

Hilfsmittel zum Heben und Tragen stehen häufig ungenutzt in der Ecke, weil sie unzweckmäßig sind. Doch statt diese verstauben zu lassen, ist zu prüfen, was sinnvoll ist und was neu beschafft werden sollte. Es gibt z. B. längst auch für ambulante Dienste zusammenklappbare Hebelifte, die von der Berufsgenossenschaft geprüft und empfohlen werden.

Häufig sind Argumente gegen die Nutzung von Hilfsmitteln zu hören wie:

- „Ach, das geht anders viel schneller."
- „Das dauert viel zu lange."
- „Das ist viel zu umständlich."

Doch bei genauerem Hinsehen wird deutlich, dass nicht selten gar nicht daran **gedacht** wird, sich eine Tätigkeit entlastender zu organisieren. Oft wird der Umgang mit entlastenden Hilfsmitteln nicht ausreichend trainiert und verinnerlicht, um wirklich Entlastung zu erfahren. So ist auch heute nicht selten zu erleben, dass AltenpflegerInnen beim Richten der Betten von Schwerstpflegebedürftigen „vergessen", dass Betten auf rückengerechte Arbeitshöhe einstellbar sind oder dass es Bettleitern und -bügel zum Aufrichten für die Pflegebedürftigen gibt.

 Hilfsmittel zum Heben und Tragen sollten regelmäßig auf ihre Zweckmäßigkeit überprüft und in ihrer Anwendung trainiert werden. Nur wer sich sicher fühlt im Umgang mit Hilfsmitteln, kann diese auch zweckmäßig nutzen.

Immer wieder ist auch ein gewisser Gruppenzwang zu erleben, der nach dem Motto: „Wir machen das immer so" entlastendes Arbeiten erschwert. Doch statt im alten „Trott" zu verharren, ist es vielleicht allein durch Änderung von Einstellungen möglich, sich zu entlasten.

Fallbeispiel
Cosima, die schon lange als Altenpflegerin arbeitet, klagt in der Mittagspause über Fußschmerzen, die ihrer Meinung nach vom vielen Laufen herrühren. Eine Altenpflegeschülerin zeigt daraufhin auf ihre eigenen fußbettgerechten Arbeitssandalen und erklärt, dass sie mit diesen Schuhen ohne Probleme den ganzen Tag arbeiten könne. Doch Cosima verteidigt ihre ausgetretenen Sandaletten und sagt: „Mit diese leichten Flitzern komme ich wenigstens vorwärts, da kann ich noch jeder Schülerin etwas vormachen. Solche neumodischen „Gesundheitskähne" brauche ich nicht."

Informationsangebote
Beratung und Training ist nötig, um mit Hilfsmitteln fachgerecht arbeiten zu können. Viele Sanitätshäuser und Technikerfirmen bieten nicht nur gute Kataloge, sondern auch kostenlose Beratung und Schulungen vor Ort (Inhouse – Schulungen) an. Unabhängige Beratung und Information ist über Weiterbildungsstätten möglich, aber auch innerhalb eines Teams ist die eigene Fachkompetenz zur Weiterbildung nicht zu unterschätzen.

 Die eigenen Mitarbeiter sind die besten Experten für Altenpflege. Der fachliche Austausch und die gegenseitige Fortbildung und Beratung sollten im Rahmen entlastender Angebote nicht unterschätzt werden.

Entlastende Arbeitsechniken verinnerlichen
Obwohl Rückenschmerzen für AltenpflegerInnen in der Liste der Belastungen mit an erster Stelle stehen, ist auffällig, dass nur wenige Mitarbeiter **rückenschonende Arbeitsweisen verinnerlicht haben.**

Im Gegensatz zu ihren KollegInnen, den Physiotherapeuten, tun sie sich schwer damit, die einmal erlernten und für richtig erkannten Techniken zur eigenen Entlastung im Arbeitsalltag auch **dauerhaft anzuwenden**.

Auch wenn von beiden Berufgruppen schwerpflegebedürftige alte Menschen zu mobilisieren sind, also etwa ein gleiches Klientel vorhanden ist, erlebt man bei Physiotherapeuten eine ganz andere Akzeptanz für rückengerechtes Arbeiten. Mit Sicherheit gehört es zu ihrer Fachkompetenz, ja zur Berufsehre, sich rückengerecht zu verhalten. Dies sollte auch für jede AltenpflegerIn gelten. Noch geht die tägliche Aufmerksamkeit und Kontrolle von AltenpflegerInnen für diese Fähigkeit leicht wieder verloren. Entscheidend für das Verinnerlichen von rückengerechten Arbeitstechniken ist tägliches, bewusstes Training in realen Arbeitssituationen und regelmäßiges Überprüfen.

Rückengerechtes Arbeiten sollte auch bei AltenpflegerInnen stärker als ein Zeichen ihrer Fachkompetenz gewertet werden. Es kann nur durch regelmäßiges, situationsbezogenes Training und gegenseitiges Erinnern verinnerlicht werden.

 Tipps für die Praxis

Die Kompetenz von Physiotherapeuten in Einrichtungen nutzen und mit Experten aus den eigenen Reihen regelmäßig rückenschonende, entlastende Arbeitsweisen trainieren!

Ebenso kann Kinästhetik ein wichtiges Werkzeug zur Entlastung beim Heben, Tragen von Bewohnern sein. Kinästhetik wird als ein Konzept, das körperliche Arbeit mit Menschen erleichtert, in Pflegeeinrichtungen bisher noch unzureichend genutzt. AltenpflegerInnen, die jedoch kinästhetische Prinzipien verinnerlicht haben und in die Praxis umsetzen, erleben nicht nur Entlastung für sich selbst, sondern auch von Bewohnern positive Rückmeldungen.

Fort- und Weiterbildung

Regelmäßige **Weiterbildung** gehört natürlich zum Selbstfürsorge-
programm jeder AltenpflegerIn. Wer bereit ist dazuzulernen, wird
auch Unterstützung und Entlastung erfahren beim Bewältigen
schwieriger Arbeitssituationen. Es gibt inzwischen vielfache, unterstützende Lernangebote. Sie sind inzwischen so vielfältig, dass
Teams und einzelne Mitarbeiter maßgeschneiderte Fortbildungen
für ihre spezielle Situation finden können (☞ Kap. 5).

Fortbildungs- und Unterstützungsbedarf besteht in Pflegeeinrichtungen vielfach zu Themen wie

• Angehörigenarbeit
• Schmerzbekämpfung
• Begleitung Sterbender
• Umgang mit Demenzkranken, Validation
• Kommunikation und Konfliktbewältigung
• Selbstpflege.

Supervision, Teambesprechungen

Noch nicht ausreichend sind regelmäßige Angebote von Supervision durch fachlich geschulte Mitarbeiter oder durch kollegiale
Teamsupervision.

Supervision bedeutet immer, Beratung und Analyse zu ausgewähl-
ten Situationen, die ein Mitarbeiter oder Team erlebt hat und durch
Reflektion bearbeiten möchte. Ein Supervisor mit gesonderter
Fachausbildung übernimmt die Leitung der Besprechung. Kollegiale Teamsupervision bedeutet, dass Mitarbeiter gemeinsam ein
Problem in der regelmäßigen Teambesprechung bearbeiten, ohne
dass ein Supervisor hinzugezogen wird. Themen können z. B. sein:

• eine Konfliktsituation, die eine Altenpflegerin erlebt hat
• das Verhalten eines Bewohners
• organisatorische Abläufe innerhalb der Heimstruktur.

Supervision kann erheblich dazu beitragen, dass Arbeitssituationen
und Verhaltensweisen von Bewohnern und Mitarbeitern in einem
fachlich gesicherten Rahmen reflektiert werden (☞ 2.1.5 und 5.1).
Noch scheuen sich Mitarbeiter häufig, vorhandene Angebote als
Chance zur Entlastung für sich wahrzunehmen.

Fallbeispiel

Der Sohn der Bewohnerin Frau Wiese ist sehr fordernd und unge-
recht in der Bewertung der Arbeit der Pflegenden, empfindet Alten-
pfleger Ronald. Er gerät regelmäßig mit diesem Sohn in Streit-
gespräche. Nicole rät ihrem Kollegen Ronald, seine Gefühle und
Erfahrungen zu diesem Thema in der Supervisionsrunde vorzustellen,
um gemeinsam darüber nachdenken zu können, Entlastung zu finden
oder Strategien für Angehörigengespräche zu erproben.

 Tipps für die Praxis

Belastende Situationen aufarbeiten und seelische Entlastung suchen! Supervision, fachliche Beratung im Team oder das Gespräch
mit einem Seelsorger der Einrichtung können dabei unterstützen.
Angebote dazu sollten von jedem Mitarbeiter regelmäßig genutzt
werden.

Die **Checkliste** in Tab. 5 hilft zu überprüfen, ob bisher alle eigenen
Ressourcen und genannten Faktoren beruflicher Selbstfürsorge genutzt werden.

4

Tab. 5: Checkliste zu Selbstpflege und Selbstfürsorge im Beruf

Selbstpflege und Selbstfürsorge im Beruf	Bemerkung
Wie schaffe ich mir Motivation im Beruf? • Gibt es positive Dinge, die mich motivieren? • Gibt es Anerkennung für mich? • Gibt es angenehme Rituale? • Gibt es regelmäßige Pausen für mich?	
Bekomme und nutze ich Unterstützung? • Helfen wir uns gegenseitig? • Gibt es ausreichend Hilfsmittel, die ich auch nutze? • Fühle ich mich sicher im Umgang mit Hilfsmitteln? • Gibt ausreichend Beratung und Training für entlastende Arbeitstechniken? • Nutze ich Angebote zur Entlastung regelmäßig? • Beherrsche ich entlastende Arbeitstechniken angemessen? • Nutze ich Angebote zur Fortbildung und Supervision regelmäßig?	

4.3 Balance von Körper und Seele

4.3.1 Die Schlüssel zum Gleichgewicht

Viele AltenpflegerInnen kennen das Gefühl: Irgendwas läuft schief, ständig bin ich auf Hochtouren, doch zu dem, was mir wirklich wichtig ist, komme ich nicht. Stets bleibt etwas von dem auf der Strecke, was mir eigentlich sehr wichtig ist.

Selbst AltenpflegerInnen, die mit ihrer Zeit gut haushalten, gelingt es selten allen Anforderungen, die an sie gestellt werden, gerecht werden. Oft sind es persönliche Dinge, die zu kurz kommem oder sie fühlen sich z. B. als miserable Mutter, schlechter Vater, als unzuverlässige Freundin, unaufmerksame Kollegin. Abends auf dem Sofa plagt dann nicht selten das schlechte Gewissen. Weil sie häufig lediglich ein **gefülltes** Leben mit unendlich vielen Verpflichtungen und ständig „leerem Akku" führen, sind viele auf der Suche nach Strategien für ein **erfülltes** Leben. Solche Konflikte lassen sich allein mit Zeitmanagement nicht lösen.

Wer etwas ändern möchte in seinem Leben, muss wissen, was ihm wichtig ist.
Wer etwas ändern möchte, braucht eine Vision von seinem künftigen Leben.

Prof. Dr. L. Seiwert mit eigenem Institut für Time-Management weist darauf hin[31], dass zum Leben, neben den Bereichen Arbeit und Leistung, auch die Bereiche gehören:
- Familie und Kontakte
- Körper und Gesundheit
- Sinn und Kultur

Diese vier Bereiche stehen in wechselseitiger Beziehung zueinander und müssen „ausbalanciert" werden. Nur wem es gelingt, die Balance zu halten, gelingt nach Seiwert ein erfülltes Leben. Das macht erforderlich, dass jeder sich erst einmal fragt: „Was ist mir wichtig?" und dementsprechend sein Leben gezielt plant und gestaltet.

 Tipps für die Praxis
„Planen sie nicht ihre Arbeitszeit, sondern gestalten sie ihr Leben!" (L. Seiwert)

■ *Hans im Glück*

Zufriedenheitsmanagement ist ebenso wie Zeitmanagement ein längst gängiges Schlagwort geworden. Es macht deutlich, dass ein erfülltes Leben nicht wie in der Lotterie ein Glückstreffer ist, sondern nach der Volksweisheit „Jeder ist seines Glückes Schmied" selbst produziert, oder „gemanagt" werden kann (☞ 2.2). Im Märchen der Brüder Grimm, „Hans im Glück", schafft es der Hans problemlos, stets glücklich und zufrieden zu sein, obwohl er nach Meinung der „Klugen" seinen äußerlich sichtbaren Reichtum in Form eines „Goldklumpens" stets gegen etwas eintauscht, das weniger „wert" scheint. Das Märchen macht darauf aufmerksam, was Menschen als Reichtum oder wertvoll für sich erkennen, muss nicht immer das sein, was ein **erfülltes Leben** ausmacht. Bei diesem Denken bleibt häufig verborgen, dass Erfüllung nicht an Erfolg im Sinne von „materiellem Reichtum" gebunden ist, sondern für jeden Menschen andere Werte gelten können. Für Hans ist es das Freisein von allen Lasten. Er hat sein Gleichgewicht in der Freiheit von Zwängen gefunden, erst als er alle Lasten los ist, fühlt er sich leicht und empfindet Lebensfreude.

 Tipps für die Praxis

Glück ist etwas, dass in persönlicher Verantwortung und Entscheidung sowie mit eigenem Einsatz geschaffen werden muss.

Jedoch Freiheit von Zwängen, wie beim Hans, sollte nicht mit absoluter Unabhängigkeit verwechselt werden. Leicht könnte übersehen werden, dass auch Hans im Glück ein Netz sozialer Beziehungen benötigt, er bleibt in aller Freiheit wie jeder Mensch doch auch abhängig. Nur in Abhängigkeit von Menschen kann er Zuwendung, Liebe, Wertschätzung, also „Glück" erfahren.

 Wer akzeptieren lernt, dass er trotz aller persönlicher Freiheit auch abhängig ist und andere Menschen braucht, dem gelingt es, ein Stützsystem aufzubauen, dass ihn auch in Krisen trägt.

Was tun?
Nun können und wollen AltenpflegerInnen auf der Suche nach ihrem Glück in der Regel nicht alle „Berufs- und Lebenslasten" ein-

fach über Bord werfen, denn auch diese gehören zu einem ausge-
füllten, zufriedenen Leben.

Berufstätigkeit ist längst nicht mehr Plage, Mühsal oder Last. Es
scheint jedoch, viele Menschen sind trotzdem auf der Suche nach
dem Schlüssel für mehr Zufriedenheit und Balance in ihrem
Arbeits-Leben.

Fallbeispiel

*Martina verbringt Tag für Tag mindestens neun Stunden an ihrem
Arbeitsplatz im Altenheim. Sie hat eine Weiterbildung absolviert und
ist seit einiger Zeit Bereichsleiterin. Ihre Mitarbeiter schätzen sie,
weil Eigenschaften wie Kommunikationssfähigkeit, Teamfähigkeit,
Mitarbeiterorientiertheit einen zentralen Raum bei ihr einnehmen.
Doch Martina fühlt sich seit Wochen ausgelaugt, lustlos und gereizt.
Viele Aufgaben, die sie sonst engagiert und motiviert bewältigte, gehen
ihr nur schwer von der Hand. Sie hat häufig Kopfschmerzen und
schläft schlecht.*

Gerade engagierte Menschen, die ausschließlich in ihrer Arbeit Erfüllung suchen, erschöpfen sich leicht auf die Weise von Martina
und suchen irgendwann vergeblich nach Lust, Spaß und Erfüllung
in ihrem Leben. Deshalb gilt es für sie, wie für Martina, wieder zu
lernen, dass sie zwar begrenzte Zeit durchaus bis an ihre persönlichen Grenzen, jedoch *nicht grenzenlos* belastbar sind. Langfristig
muss das **Gleichgewicht** von Beanspruchung und Erholung stimmen. Jeder Mensch hat innere Strukturen, die ihm deutlich
machen, neben der Anspannung auch für Ausgleich zu sorgen.
Martina wird neu für sich lernen müssen, dass auch Genuss und
Entspannung dazu gehören, wenn sie nicht nur ihre Arbeit sondern
auch ihr Leben gestalten will.

■ *Krank sein ist gestattet*

Wenn der Körper Grenzen deutlich macht, ist es höchste Zeit, auf
ihn zu hören und sich selbst eine Pause zum Wiederherstellen der
der Kräfte „zu erlauben". Ein Verschleppen von Symptomen reduziert in der Regel nur die eigene Abwehr und hat längere Zwangs-

pausen zur Folge. So genannte „Zwangsideale" nutzen da wenig, doch sie geistern nicht selten in Köpfen von engagierten Mitarbeitern[15] mit Vorstellungen wie:

- Ich darf nicht fehlen, es gibt niemand, der meine Aufgaben übernehmen kann.
- Ich werde nie krank, das ist nur etwas für Schwächlinge.
- Ich muss den anderen Vorbild sein.

Doch wer Hinweise seines Körpers ignoriert, kann Niemandem ein Vorbild sein.

Wer sich für unersetzbar hält, unterschätzt seine Mitarbeiter und überschätzt sich selbst maßlos.

Wer Krankheit zur Schwäche stilisiert, fühlt sich Anderen in unangemessener Weise überlegen und hat möglicherweise ein gestörtes Selbstwertgefühl, dass keine „Schwächen" zulässt.

Wer in dieser Weise ausschließlich leistungsorientiert denkt, belügt sich möglicherweise selbst bis zum Burnout (☞ 1.3.2).

■ *Genießen ist erlaubt*

Wohlbefinden ist nicht nur der Schlüssel zur Gesundheit, sondern auch für Entspannung und Zufriedenheit. Wer sich den Luxus „Wohlbefinden" schafft, findet Lebensfreude. Einzige Voraussetzung ist es, genießen zu können.[2]

 Wohlbefinden ist ein innerer Reichtum, den sich jeder auch in belastenden Situationen zum Ausgleich schaffen kann.

„Wer nicht genießen kann, wird selbst bald ungenießbar." Diese Volksweisheit (☞ 1.2) gilt es für viele Menschen auf dem Weg zu ihrem inneren Gleichgewicht und zur Lebenszufriedenheit neu zu akzeptieren und zu üben. Genuss kann viele Varianten haben, doch stets ist gleich, wer genießen kann, findet Leichtigkeit, Entspannung, Lebensfreude und Lebenslust. Auf diese Dinge hat jeder Mensch ein Anrecht, Genuss steht jedem zu, auch wenn dies nicht bedeuten soll, dass nun nur noch nach Genuss gestrebt werden soll. Klar sollte jedoch sein, dass jedem Zeit zusteht für sein Wohlbefinden, die eben „genussvoll" genutzt werden kann:

- Silke genießt es, an ihrem freien Sonntag den ganzen Tag im Bett zu bleiben und zu lesen.
- Joachim genießt es, im Urlaub früh auf den Beinen zu sein und zu joggen.
- Antonia genießt es, in der Pause in der Sonne zu sitzen.
- Gemeinsam genießen alle drei ein gutes Essen mit Freunden.

Wer genießen kann, ist mit allen seinen Sinnen aufmerksam für das, was ihm gut tut.

Weil es sich jedoch viele Menschen schwer machen mit dem Genießen, haben Psychologen Genussregeln entwickelt[2], die auch AltenpflegerInnen möglicherweise das Genießen erleichtern können:

Regel 1: *Genuss erlebt niemand nebenbei,* sondern es bedarf der Aufmerksamkeit aller Sinne für das, was gerade geschieht. Für das, was einem gut tut, sollte man sich Zeit reservieren, um sich darauf einlassen zu können. (☞ 3.1.2).

Regel 2: *Genießen braucht das richtige Maß.* Nicht selten ist weniger mehr.

 Die Kunst des Genießens liegt auch im richtigen Maß.

Nur im Bett zu bleiben an den freien Tagen, wäre auch für Silke eher Strafe als Genuss.

Joachim würde das Joggen weniger genießen, wenn es zu einem vorgeschriebenen Trainigsprogramm gehörte, dass er zwangsläufig erfüllen soll.

Antonia würde einen Sonnenbrand und Kopfschmerzen bekommen, wenn sie den ganzen Tag in der Sonne sitzen würde.

Ständig gutes Essen aufgetischt zu bekommen, ist wenig reizvoll und erstrebenswert, sondern eher langweilig und schafft Überdruss.

Das ausgewogenen Maß zwischen Genuss und Verzicht bestimmt auch hier das Wohlgefühl. So wie die Pole

- Hunger und Sättigung
- Ruhe und Bewegung
- Anspannung und Entspannung

nötig sind, um Genuss zu spüren, bewirkt zu viel des Guten, also Überfluss, in vielen Fällen „Frust" statt Lust.

Regel 3: *Selbst finden, was Genuss bringt.* Selten ist Genuss wirklich mit dem verbunden, was beispielsweise Werbung verspricht. Selten hat auch Genuss mit viel Konsum zu tun. Oft muss erst gelernt werden, was einem gut tut und was das richtige Maß dafür ist. Hierzu gehört auch Erfahrung, sich Wohlbefinden zu schaffen.

4

Fallbeispiel

Heiko kocht leidenschaftlich gern. Gut essen ist für ihn ein besonderer Genuss, den er hin und wieder sorgfältig mit Freunden plant. Er nimmt sich Zeit, in Ruhe alle Zutaten auf dem Markt auszuwählen, fachsimpelt dabei mit den Händlern, die ihn schon kennen und besonders gute Dinge für ihn reservieren. Auch ein guter Wein gehört dazu, doch den bringen die Freunde mit. Heiko hat ein gutes Gespür dafür, was ihm und seinen Freunden schmeckt und gut tut. Für alle wird es ein fröhlicher, genussvoller Abend.

Regel 4: *Genießen gehört zum Alltag.* Anders gesagt, es reicht nicht, schöne Dinge ausschließlich für den Urlaub oder das freie Wochenende einzuplanen. Es gibt keinen Grund, die angenehmen Dingen des Lebens zu rationieren. Viel schöner ist es, täglich etwas zum Wohlfühlen zu finden, es kann die Garantie für langfristige Zufriedenheit sein.

■ Angenehme Erlebnisse

Wohlfühlen, Lebenslust sind planbar, wenn man sich, wie der Genießer Heiko im o. g. Fallbeispiel, Raum für angenehme Erlebnisse schafft. Auch wenn in Zeiten besonderer Belastung die Bereitschaft, sich ausgleichende, schöne Erlebnisse zu organisieren, eher gering ist, sollten gerade diese nicht verschoben werden, sondern im Kalender Raum finden. Immer sind es die „Zufriedenheitserlebnisse", die in stressreichen Zeiten den nötigen Ausgleich für Körper und Seele schaffen.[15]

 Tipps für die Praxis

Immer gilt, sich zum Ausgleich besonders solchen Aktivitäten zuzuwenden, die im Alltag der Arbeit zu kurz kommen.

Wer sich ausschließlich in geschlossenen Räumen mit alten und kranken Menschen beschäftigt, braucht Gespräche und Spaß mit Menschen, die in ganz anderen Berufen zu Hause sind, um die eigene Aufmerksamkeit von den beruflichen Belastungen abzuwenden. Schon anspruchslose Erlebnisse haben oft große persönliche Bedeutung und können für den nötigen Ausgleich sorgen. So kann ein Kinobesuch mit einer Freundin ebenso ablenken, wie der schon lange geplante Stadtbummel mit einer Nachbarin. AltenpflegerInnen sollten für sich besonderen Wert auch auf Freizeiterlebnisse an der frischen Luft legen, um Erschöpfungen abzubauen.

Fallbeispiel
Mona ist nach dem anstrengenden Frühdienst wohlig unter ihre Couchdecke gekrochen und hat eine halbe Stunde geschlafen. Danach fühlt sie sich körperlich wieder fit, radelt zum Gartencenter und holt Stauden, die sie am kommenden Tag auf ihren Balkon pflanzen möchte. Auf dem Rückweg fährt sie bei einer Freundin vorbei und überredet diese zum Abendessen und einem Glas Wein im nahe gelegenen Biergarten.

Es ist wichtig, sich solchen Dingen zuzuwenden, die schon immer Spaß gemacht haben, jedoch zu kurz kamen, weil das berufliche Eingespanntsein, dies blockiert hat.
Sich angenehme Erlebnisse schaffen bedeutet, aktiv zu werden und sich zu fragen: „Was habe ich früher gern getan?" Viele dieser Dinge lassen sich möglicherweise mit begrenzten Zeitvorgaben leicht neu beleben. Oder es wird zu einem Abenteuer, etwas zu tun, was man noch nie getan hat:

- Andreas nimmt mit einer Gruppe am Survival-Wochenende teil und schläft zwei Tage im Wald.
- Petra hat kurzfristig eine Busreise für zwei Tage gebucht mit Hotelübernachtung und Musicalbesuch in Berlin.
- Britta und Tanja fliegen an ihrem freien Tag früh nach Mallorca zum Baden und sind spät in der Nacht quietschvergnügt zurück.

 Selten ist es die Inaktivität vor dem Fernsehgerät, die für ausreichenden Ausgleich sorgen kann.

4

Ausruhen vor dem Fernsehgerät kann kurzzeitig Abschalten möglich machen und hat durchaus seine Berechtigung. Doch wer sich ausschließlich vor dem Fernseher entspannt, findet nicht das posive Erleben, dass ihm Energie und Lebensfreude schafft.

Anders wirkt Fernsehen, wenn eine besondere Sendung, wie ein spannendes Fußballspiel, dem man lange entgegengefiebert hat, zu einem besonderen Ereignis wird. Dies kann durchaus ein befriedigender Ausgleich zu einer angespannten Arbeitswoche sein.

 Tipps für die Praxis

Angenehme Ereignisse finden, die Vergnügen machen, weil sie ein *Gegenpol* zum Alltag sind und Körper, Geist und Seele anregen.

- Wer viel Kopfarbeit leistet, braucht zum Ausgleich körperliche Belastung.
- AltenpflegerInnen, die ausschließlich „auf den Beinen sind", sollte diese in ihrer Freizeit eher ruhen lassen und stattdessen vielleicht in der Sauna oder im Schwimmbad Entspannung finden.
- Entspannung für sie kann auch darin bestehen, den Geist stärker zu fordern, also öfter mal ein Buch zur Hand zu nehmen, im Internet zu surfen, Theater zu besuchen oder sich vielleicht selbst einer Theatergruppe anzuschließen.

 Tipps für die Praxis

Aktivitäten mit anderen Menschen erhöhen die Lebensfreude.

■ *Training mit Spaß*

 Wer sich fit fühlt ist „besser drauf".

Training kann ohne Zweifel lustvoll sein, wenn dabei nicht Mode-trends oder anderen Zwängen gefolgt wird, sondern der Spaß an Bewegung und Sport im Vordergrund stehen.

Wer für sich die Sportart findet, die zu seinem ganz persönlichen Lebensgefühl, zu seinen Fähigkeiten und seiner Kondition passt, be-gibt sich nicht in Zwänge, sondern findet Lust und Spaß in diesem Ausgleich. Wer sich jedoch lediglich bewegt, weil er sich „zu dick" fühlt oder weil „Sport gesund ist", wird darin wenig Spaß finden.

Immer sollten AltenpflegerInnen, die ja schon von Berufs wegen viel körperlich leisten, die Bewegungsart für sich finden,

• zu der sie Lust haben
• auf die sie sich freuen
• der sie über längere Zeit treu bleiben möchten
• die den persönlichen Voraussetzungen entspricht
• die ein körperlicher Ausgleich ist.

 Tipps für die Praxis

Einsteiger mit Übergewicht und Anfänger, die keine Vorerfahrung haben, sollten eine Sportart wählen, bei der das Gewicht getragen wird wie z. B. beim Radfahren, Schwimmen.

Tab. 6: Kalorienverbrauch[32]

Kalorienverbrauch bei verschiedenen Tätigkeiten in 30 Minuten	
Tätigkeit	**Kcal**
Sitzen	13
Autowaschen	30
Leichte Gymnastik	75

Kalorienverbrauch bei verschiedenen Tätigkeiten in 30 Minuten

Tätigkeit	Kcal
Bowling	97
Fenster putzen	99
Gehen mit 10 kg Last (4 km/h)	108
Betten machen	123
Schwimmen (Brust, 20 m/min)	125
Rad fahren (10 km/h)	150
Rückenschwimmen	150
Golf spielen	155
Bergsteigen	240
Fußball spielen	360
Joggen (15 km/h)	386

Für AltenpflegerInnen, die auch Kontakte mit anderen pflegen möchten, bieten sich Gruppen- oder Mannschaftssportarten an, die nicht rückenbelastend sind. Die Auswahl ist groß, von ruhigen Aktivitäten wie Yoga über Gymnastik und Jazzdance mit Musik bis zum Handballtraining gibt es viele Angebote zum Mitmachen auch für Schichtarbeiter. Es muss nicht immmer viel kosten, statt teurer Fitness-Center finden viele oft in Volkshochschulen, Sportvereinen und Betriebsgruppen günstige Bedingungen.

Wer Bewegung an frischer Luft sucht, findet möglicherweise in Gartenarbeit, im Wandern, Walking, Joggen, Radfahren die nötige Herausforderung.

 Wer flott Rad fährt, verbraucht in einer Stunde ca. 500 Kalorien.

Bei der Wahl einer Sportart sollte auch immer mit entscheiden, welches Ziel angestrebt wird. So kann es ganz unterschiedlich individuell wichtig sein:

- die Beweglichkeit zu trainieren
- Stress abzubauen
- sich regelmäßig auszutoben
- Kondition aufzubauen
- mit anderen Spaß zu haben
- ein festgelegtes Trainingsziel zu erreichen.

4

 Ein ideales Trainingsprogramm beinhaltet drei Komponenten: Ausdauer, Kraft, Kondition.

Wichtiger als jedes festgesteckte Ziel ist es jedoch, regelmäßig abschalten und sich entspannen zu können.

 Tipps für die Praxis

▶ Abschalten und mal wieder Tanzen gehen!
▶ Um sich mit Spaß zu bewegen, kann man auch zu Hause das Radio anschalten und beim Staubsaugen tanzen.

■ *Abenteuer sind möglich*

Fallbeispiel

Mittwochmorgen um sieben Uhr hat sich Ulrike mit ihrem Freund am Bahnhof verabredet. An ihr vorbei hasten Menschen, die zur Arbeit müssen. Doch Ulrike hat frei, es ist ihr Geburtstag. Ihr Freund war zwar nicht begeistert, so früh aufstehen zu müssen, an einem Tag, den er sich extra frei genommen hat, doch er ist pünktlich. Ulrike hat einen Zug ausgewählt, der sie in einen nahe gelegenen Erholungsort bringt. Dort, in einer Gaststätte am See, bestellen sie sich ein köstliches Sektfrühstück. Nach einem Bummel um den See fahren beide schließlich vergnügt zurück.

Es müssen nicht immer die großen Abenteuer sein, die Raum für Neues möglich machen. Die Kunst der Lebensfreude liegt im Alltäglichen. So kann das Unterbrechen gewohnter Abläufe und Rituale zum Abenteuer werden, mit ganz neuen Erfahrungen und Vergnügen. Wer jedoch in seinen Freizeit- und Lebensprogrammen so „festgefahren" ist, dass es nur noch gleiche, ermüdende Abläufe gibt, steht dem „Abenteuer" selbst im Weg, und findet in der Routine kaum noch Anregung und Enspannung.

 Tipps für die Praxis
Die ganze Welt ist es wert, dass man einen Blick darauf wirft. Ab und zu muss jeder mal raus aus dem Alltag und dem täglichen Einerlei. Man muss nicht immer weit ziehen, Abenteuer findet sich überall. Oder wer hat sich schon nach dem Nachtdienst einmal die Brötchen direkt vom Bäcker aus der Backstube geholt?

■ *In der Ruhe liegt die Kraft*

Aktivität braucht Ausgleich, Anspannung erfordert Entspannung. So bekommt Ruhe einen wichtigen Platz als Schlüssel zur Zufriedenheit. Denn obwohl „aktiv sein" sehr leicht gesellschaftliche Anerkennung gewinnt, steht pausenlose Aktivität dem dauerhaften Wohlbefinden eher im Wege. Es ist auch hier das persönliche Maß im Wechsel zwischen Aktivität und Müßiggang wichtig, um seelisch und körperlich intakt zu bleiben.

 Ruhe finden heißt, sich Rückzugsmöglichkeiten erobern, aus denen der Alltag ausgeschlossen ist.

Ruhe finden, kann für AltenpflegerInnen bedeuten, eine begrenzte Zeit und den nötigen Raum zu haben, wo alles belastende Denken ausgeschaltet werden kann. Jeder braucht diese Möglichkeiten nach der Arbeit, um wie an einer Tankstelle neue Energie tanken zu können. Solche „Orte der Ruhe"[2] sind meistens in der privaten, eigenen kleinen Welt zu Hause. Es sind „Schutzräume", die immer wieder

4

neu gefunden werden können. AltenpflegerInnen können sie ohne viel Aufwand erleben, beispielsweise:
- eine halben Stunde nach dem Dienst schlafen
- ein Bad nehmen
- auf einer Parkbank in der Sonne sitzen
- auf dem Teppich liegen und den Rücken entspannen
- die Augen schließen und schöne Musik hören.

 Ruhe finden muss nicht immer absolutes Nichtstun bedeuten.

Ruhe für Körper und Geist kann auch bedeuten,
- in einer Zeitschrift blättern
- einen Spaziergang machen
- aus dem Fenster sehen
- ein Kreuzworträtsel lösen
- eine Tasse Tee trinken
- ein Comic- Heft betrachten.

Der chinesische Philosoph Ling Yutang[2] hat aufgeschrieben, welche Anlässe für ihn Orte der Ruhe waren und ihm deshalb zum Tee trinken besonders geeignet schienen:
- wenn man an einem Feiertag still in seinem Zimmer sitzt
- wenn man Gedichte liest
- wenn man auf einem Instrument spielt
- wenn man Bilder betrachtet
- wenn es ganz leicht regnet oder Schnee fällt
- wenn man Räucherkerzen anzündet.

■ Spaß muss sein

 Tipps für die Praxis

Schmunzel vertreibt die Runzeln. Gerade AltenpflegerInnen sollten diese Volksweisheit öfter mal zum Motto des Tages machen!

AltenpflegerInnen, die Lachen können, haben einen wichtigen Schlüssel für die eigene Zufriedenheit. Lachen macht es möglich, aufzuatmen, sich zu entspannen, Situationen „zu entschäfen". Lachen hilft nicht nur gegen Stress, mit Heiterkeit lassen sich belastende Situationen besser meistern, es ist ein Schlüssel, vielen Widrigkeiten gelassener zu begegnen. „Viele nehmen Vieles viel zu ernst", Lachen hingegen kann befreien.

Fallbeispiel

Als eine Bewohnerin sich dafür entschuldigen will, dass sie so schwer sei und eine große Last für die beiden AltenpflegerInnen, antwortet eine der Pflegenden: „Lassen sie mal Frau Kleiber, lieber ein bisschen Vergnügungsspeck als traurige Falten."

Lachen hat Ventilfunktion, wer über Dinge lachen kann, statt sich über sie zu ärgern, vermeidet „Stau und Druck" im Kopf. Das ist besonders wichtig auch für die Kommunikation innerhalb eines Teams.

Prof. G. Uhlenbruck weist auf einen wichtigen Zusammenhang zwischen Lachen und mentaler Entspannung hin sowie auf die gesundheitsfördernden Wirkung von Humor auf das Immunsystem durch Stressabbau.[17]

Humor ist die beste Stressabwehr-Reaktion, die man sich denken kann und die natürlichste Form der Selbsthilfe. Wer über sich selbst lachen kann, hat ein sicheres Selbstwertgefühl und wird leichter mit den Querelen des Alltags fertig. Besonders in Pflegesituationen kann Lachen Lebensweisheit deutlich machen, es erleichtert oft schwierige Situationen im Kontakt zwischen AltenpflegerInnen und pflegebedürftigen Menschen.

Fallbeispiel

Als Sven morgens eine Bewohnerin bei der Körperpflege fragt, ob es ihr gut ginge, antwortet diese: „Ach ist schon in Ordnung, ich sag mir immer, wer mit siebzig morgens keine Schmerzen hat, ist tot."

Lachen sollte nie auf Kosten Schwächerer gehen, sondern immer miteinander möglich sein.

■ Andere Menschen tun gut

Nicht nur AltenpflegerInnen brauchen es, ihre Gefühle ausdrücken zu können und darüber zu sprechen, was ihnen begegnet ist. Jeder Mensch hat das Bedürfnis nach Kontakt, doch gerade in Pflegeberufen kann der ausgleichende Kontakt zu gesunden, unbeschwerten Menschen wichtige Entlastungsfunktion haben.

 Wohlbefinden Pflegender wird in besonderer Weise davon bestimmt, wie die Kontakte zu Menschen außerhalb des Berufes gestaltet sind.

In der Kommunikation mit anderen Menschen wirkt sich die unterschiedliche Sozialisation pflegender Männer und pflegender Frauen jedoch nicht unbedingt positiv für Frauen aus. Sie neigen leichter dazu, eigene Bedürfnisse in den Hintergrund zu stellen, sich höflich und freundlich anzupassen und zuzuhören. Häufig gehört zu ihrem erlernten Verhalten, die Kontaktaufnahme anderen zu überlassen. Männer finden demgegenüber schneller Kontakt, senden selbst Botschaften und machen ihre Erwartungen deutlich.

Doch beide Geschlechter brauchen Kontakte zu andere Menschen, um in ihrer Lebenssituation zufriedener zu sein.

 Wer angenehme Kontakte pflegt, leidet weniger an psychosomatischen Beschwerden und hat eine höhere Lebenserwartung.[2,5]

Kontakte finden

Nicht jedem, der das Bedürfnis nach Kontakt zu anderen Menschen hat, fällt es unbedingt leicht, diese aufzubauen. Unkompliziert lassen sich Beziehungen zu anderen Menschen jedoch auch für zurückhaltende Menschen über *gemeinsame Interessen* und Aufgaben finden. Beispielsweise

- gelingt es jungen Müttern und Vätern leicht über ihre Kinder in Kontakt zu kommen
- Tierbesitzer finden Kontakt zueinander beim Ausführen ihrer „Lieblinge"
- Menschen mit gleichen Interessen begegnen sich in Vereinen oder Glaubensgemeinschaften.

Hier kann jeder die Möglichkeit finden, bewusst auch persönliche Kontakte zu knüpfen und auszubauen. Auch wem es nicht leicht fällt, mit eher fremden Menschen viel zu reden oder Sport zu treiben, findet vielleicht Gleichgesinnte über bestimmte *gemeinsame Aktivitäten* beispielsweise in

- einem Chor
- einer Wander- oder Tanzgruppe
- einem Volkshochschulkurs.

Weniger Erfolg versprechend sind regelmäßige „Scheinkontakte", die beispielsweise per Handy oder Chat im Internet genüpft werden. Sie können direkte Konmmunikation und Austausch nicht ersetzen und sollten eher als Versuch gewertet werden, Kontakte anzubahnen, deren direkte Überprüfung noch aussteht.

Kontakte pflegen

Emotional tragende Beziehungen können entstehen, wenn Kontakte bewusst gepflegt werden. Kontaktpflege bedeutet, Spaß mit anderen Menschen bewusst zu planen und zu organisieren. Wer seine Kontakte dem Selbstlauf überlässt, wird bald erleben müssen, dass sie möglicherweise versanden. Es gilt auch hier die Regel, nicht abwarten, sondern selbst aktiv werden. Wie „pflegt" man nun seine beste Freundin? Spezialrezepte gibt es kaum, doch immer gilt:

- **Regelmäßig** in Kontakt sein, auch wenn überhaupt keine Zeit bleibt für ein Treffen, kann ein Anruf dies erklären und ein späterer Termin lässt sich vereinbaren.
- **Ehrlich sein**, das aussprechen und tun, was den eigenen Bedürfnissen entspricht oder man sich wünscht.
- **Aufmerksam sein**, mitfühlen, was ein anderer Mensch empfindet und mitdenken, was für den anderen Menschen wichtig ist.
- **Zuverlässig sein**, Zusagen einhalten. So wie man selbst sich auf einen anderen Menschen verlassen möchte, auch selbst verlässlich sein.

4

Fallbeispiel

Andrea legt ihrer Sportkameradin Sabrina einen kleinen Blumenstrauß ins Auto mit den Worten: „Ich glaube, du hast es im Moment ziemlich schwer, wenn du etwas brauchst, sag mir Bescheid."

Freunde sind mir, mit denen ich
essen und trinken und reden kann.
Die mich in meiner Küche kennen,
und denen ich sage: „Komm setz dich ran."
(Eva Strittmatter)

Die **Checkliste** in Tab. 7 hilft zu überprüfen, ob alle Schlüssel zum eigenen Gleichgewicht im positiven Sinn genutzt werden.

Tab. 7: Checkliste Selbstpflege, der eigene Schlüssel zum Gleichgewicht

Selbstpflege, eigene Schlüssel zum Gleichgewicht	Bemerkung
Sind die vier Lebensbereiche im Gleichgewicht? Gibt es möglicherweise ein Übergewicht? • Arbeit und Leistung • Familie/Kontakte • Körper und Gesundheit • Sinn und Kultur	
Welche Lasten möchte ich abwerfen? • •	
Gestatte ich mir, krank zu sein?	
Genieße ich mein Leben?	
Sorge ich regelmäßig für angenehme Erlebnisse?	
Halte ich mich fit?	
Erlebe ich Abenteuer?	
Sorge ich für Ruhe und Ausgleich in meinem Leben?	
Lache ich gern?	
Habe ich regelmäßig Kontakt zu Menschen, die mir lieb und wichtig sind?	

4

4.3.2 Belastung und Entspannung im Gleichgewicht

■ Den richtigen Rhythmus finden

Fallbeispiel

Thomas möchte sich noch vor Abschluss seiner Ausbildung als Alten-pfleger ein Auto kaufen. Er spart dafür nicht nur emsig, sondern hilft an seinen freien Wochenenden regelmäßig in einer Gaststätte als Kellner aus und hat bei einem ambulanten Pflegedienst auf Honorar-basis die Betreuung einer alten Dame übernommen. Als er kurz vor dem Abschluss seiner Fahrschule steht, bekommt er einen Hörsturz und wird für längere Zeit krankgeschrieben.

4

Was ist passiert?

Der Hörsturz im o. g. Fallbeispiel kann eine Folge von langfristig übermäßiger Anspannung und Stress sein. Allein die Ausbildung als Altenpfleger erfordert nicht nur persönliches Engagement, zur Ausbildung gehören von Beginn an Schichtdienst, Wechsel von Bezugspersonen und Einsatzgebieten, Lernstoff in bisher unbekannten Fachgebieten und Training ganz neuer Fähigkeiten und Kompetenzen. Dies alles hat Belastungen zur Folge, die nicht einfach zu ignorieren sind. Theoretische und praktische Ausbildung fordert den ganzen Menschen. Thomas hat sich zusätzlich viele (nicht lebensnotwendige) Pflichten aufgeladen, denen er schließlich nicht mehr gewachsen ist.

Belastung und Entspannung sind für Thomas eindeutig aus dem Gleichgewicht gekommen, sein Körper gibt im unmissverständlich das Signal für Überlastung und fordert eine Pause ein. Dazu muss es jedoch nicht kommen. So wie beim Genießen eines leckeren Essens das richtige Maß darüber entscheidet, ob dies wirklich bekommt und gut tut, gibt die Balance aller Dinge, die AltenpflegerInnen tun oder lassen, den Ausschlag für ihr Wohlbefinden. Hierzu gehört unter anderem, sich ein Gleichgewicht von Belastung und Entspannung bereits im Lebensrhythmus zu organisieren.

Wer pausenlos aktiv ist, kommt bald wie Thomas im o. g. Beispiel regelrecht „aus dem Takt". Viele Signale kann es dafür geben, dass etwas nicht stimmt:

- der Kopf oder der Rücken schmerzen häufig
- Schlaflosigkeit stellt sich ein
- das Essen schmeckt nicht mehr, so genannte „Magenprobleme" werden häufiger
- Erschöpfung nimmt auch nach Erholungsphasen nicht ab.

Möglicherweise sind dies Signale dafür, dass der Rhythmus zwischen Belastungs- und Entspannungsphasen nicht mehr stimmt, oder schlimmer, es weder im Tages- noch Wochenablauf einen bestimmten Rhythmus gibt, der für *regelmäßige* Entspannung sorgt. Auffällig ist bei AltenpflegerInnen beispielsweise, dass sie unachtsam mit sich selbst umgehen und häufig „nebenbei" essen, statt regelmäßig für ausgewogene, schmackhafte Mahlzeiten in angenehmer Atmosphäre zu sorgen. Nicht allein die Aufenthaltsräume und Frühstückstische sind manchmal wenig einladend, um Essen auch genießen zu können, es wird gar nicht mehr daran gedacht, dass Mahlzeiten ein Genuss (☞ 4.3.1) sein könnten. Auch zu Hause wird häufig „vergessen", welchen Wert das Ritual einer regelmäßigen Mahlzeit ohne Hektik für das Wohlbefinden hat.

Nicht selten merken AltenpflegerInnen erst, dass ihnen der Lebensrhythmus durcheinander gekommen ist, wenn sich Verdauungs- oder Schlafstörungen einstellen. Ursache sind in der Regel die besonderen Belastungen durch Schicht- und Nachtdienst. Doch diese berufsbedingte Störung, vorwiegend des normalen Schlaf- und Wachrhythmus eines Menschen, sollte ganz besondere persönliche Aufmerksamkeit und Entlastung genießen.

Auch hier gilt die Regel der Balance:

 Tipps für die Praxis
Wo viel Unregelmäßigkeit in Kauf genommen werden muss, sollte Regelmäßigkeit den Ausgleich schaffen.

Es ist wichtig, dass AltenpflegerInnen mit bewusster Disziplin darauf achten, sich Regelmäßigkeit und feste Strukturen in den Tagesabläufen zu erhalten. In besonderer Weise gilt dies für Singles, die weniger festen Regeln folgen müssen als beispielsweise Menschen, die in engen Familienbeziehungen leben. Singles haben häufig eher lose Verpflichtungen und „genießen" es, keinen festen Rhythmus haben zu müssen. Regelmäßigkeiten können dem Leben jedoch wie ein Treppengeländer Stütze sein und einen Rahmen geben, Halt und Sinn in schwierigen Lebenssituationen zu finden. Ohne feste Strukturen, die das Leben auch prägen, besteht leichter die Gefahr, nicht nur völlig aus dem Rhythmus zu kommen, sondern auch Stabilität und Sinn im Leben zu verlieren.

So ist, um wieder in den Takt zu kommen, nach einer Nachtdienstwoche beispielsweise empfehlenswert,

- ganz bewusst regelmäßig um 22 Uhr ins Bett zu gehen
- Schlafrituale zu finden, z. B. einen kurzen Spaziergang zu machen oder eine Tasse Kakao zu trinken vor dem Schlafengehen
- eine Wärmflasche mit ins Bett zu nehmen.

Auch nach dem Spätdienst ist es von Bedeutung, nicht endlos aufzubleiben, um schließlich vor dem Fernsehgerät einzuschlafen, sondern wie nach dem Nachtdienst, regelmäßige Zeiten und Rituale zu finden, die für Entspannung und erholsamen Schlaf sorgen.

Fallbeispiel

Wenn Nadine vom Frühdienst kommt, ist sie so erschöpft, dass sie sich meistens auf die Couch legt, um kurz zu schlafen. Doch sie schläft dann oft bis zum Abend und kann sich, weil es schon dunkel ist, nicht mehr aufraffen, noch etwas zu unternehmen. Sie macht sich dann lieber etwas zu essen und sieht bis spät fern, weil sie jetzt munter ist. Doch wenn der Wecker erneut zum Frühdienst klingelt, hat sie nicht ausgeschlafen.

Wer im Schichtdienst tätig ist, braucht besondere Disziplin, um sich einen sinnvollen, gesunden Lebensrhythmus zu erhalten. Dazu gehören auch im Nacht- und Spätdienst:

- regelmäßiger Schlaf
- regelmäßiges, aufmerksames Essen
- regelmäßige Aktivitäten
- regelmäßige Zeiten zur bewussten Entspannung
- feste Rituale.

Dies sind nur einige Grundvoraussetzungen, um den physiologischen Abläufen von Körper und Geist in ihrem Bedarf nach Regelmäßigkeit gerecht zu werden sowie leistungsfähig zu bleiben.

■ Nichts geht ohne Pausen

Über die Notwendigkeit von Pausen ist hier schon viel gesagt (☞ 4.1, 4.2, 4.3.1), trotzdem soll nochmals auf die „Arbeitssucht" auch vieler AltenpflegerInnen hingewiesen werden.

 Früher arbeiteten die Menschen um zu leben, heute leben sie, um zu arbeiten. (B. Brecht)

4

Auffällig sind nicht nur die typischen **Workaholiker** in Managerpositionen, sondern beispielsweise auch die „**fleißigen Lieschen**" im Pflegedienst, die sich kaum Pausen gönnen, immer vor sich hin arbeiten, vor keiner Aufgabe zurückscheuen und dabei oft still leiden[15].
Oder es gibt die, die mit „plötzlichen Arbeitsanfällen" nicht nur Hektik verbreiten, sondern auch jedes Zeitgefühl verlieren. Ähnlich wie der „**Hans Dampf in allen Gassen**", der überall „mitmischen" möchte, sich leicht verzettelt und viele Ideen gleichzeitig anschiebt, fehlt häufig der nötige lange Atem zum Durchhalten und nur wenig wird wirklich sinnvoll und entspannt zum Abschluss gebracht.
Schließlich gibt es auch die „**Kopflosen**", die einen Berg Aufgaben vor sich sehen und planlos losstürmen, ohne sich über das Wie Gedanken zu machen. Schnell können hier Überbelastung, gefährliche Fehler, zwanghafte Verhaltensweisen zu Schäden bei Pflegenden selbst und bei Betroffenen führen.

Fallbeispiel
Schülerin Jaqueline wird wegen ihres Fleißes von allen gelobt. Sie gönnt sich kaum eine Pause, steht immer als Erste auf, wenn es beim Frühstück klingelt und hastet früh schon vor Dienstbeginn zu den

Bewohnern, um dem Nachtdienst zu helfen. Als sie vor Dienstschluss noch schnell eine Bewohnerin duschen will, übersieht sie, dass der Klappsitz in der Dusche einen neuen Mechanismus hat. Sie setzt die Bewohnerin trotzdem darauf, hantiert hektisch daran herum und versucht schließlich, den Sitz gewaltsam zu drehen, bis die Bewohnerin aufschreit, weil die Schülerin ihr Bein stark eingeklemmt und verletzt hat.

Arbeitssucht kann zur Krankheit werden, mit der Altenpfleger-Innen nicht nur sich selbst schaden (☞ 1.3.2, 3.3). Wer Ermüdungsgefühle, die der Körper, Geist oder die Seele einfordern, nicht wahrnimmt, kommt in Gefahr und gefährdet andere. Statt Anzeichen zu übergehen oder mit viel Kaffee, Zigaretten zu unterdrücken, ist es unerlässlich, regelmäßige Ruhepausen einzulegen und dem Körper möglich zu machen, sich zu regenerieren[2].

Auch der normale Arbeitsalltag braucht das Gleichgewicht zwischen Anspannung und Entspannung. Beispiele, wie dies sinnvoll gelingen kann, gibt es in diesem Buch viele (☞ Kap. 4). Nicht nur Frühstücks- und Mittagspausen sollten den Arbeitstag unterbrechen, sondern weitere kleine Pausen können erstaunlich zur Leistungsverbesserung beitragen.

■ Bewusst Sein

Viele Dinge tun Menschen oft gleichzeitig, ohne zu spüren, was sie eigentlich tun und empfinden. Schnell gehen so leider auch schöne und angenehme Situationen im allgemeinen Trubel unter. Dabei hätten viele Momente verdient, bewusster wahrgenommen zu werden, Innezuhalten und einen angenehmen Augenblick auch zu genießen. Es sind oft kleine Dinge oder Augenblicke, die Anspannung und Entspannung wieder ins Gleichgewicht bringen können, wenn sie nur bewusster wahrgenommen würden.

Fallbeispiel
Helma hat sich zur Mittagspause mit einer Zeitung in den Aufenthalts-raum gesetzt. Sie hat das Radio eingeschaltet und während sie isst.

schaut sie in die Zeitung und erzählt ihrer Kollegin, wie schwer es war, die neue Bewohnerin heute zu baden. Die Frau habe stark schmerzende Gelenke und brauche einen Vorstellungstermin bei Arzt.

Helma im Fallbeispiel wird ihre Pause kaum genossen haben, möglicherweise weiß sie kaum, was sie gegessen hat, weil sie unbewusst vier Dinge gleichzeitig tat: essen, lesen, Radio hören und über eine Bewohnerin berichten.

Wer sich stattdessen *bewusst und aufmerksam* auf nur eine Wahrnehmung in der jeweilige Situation einlässt, hat mehr Gewinn und

- kann besser entspannen
- nimmt mehr wahr, durch das Innehalten im Einzelnen
- findet möglicherweise unerwartete Freuden.

4

Fallbeispiel
In einer beliebten Rätselsendung im Fernsehen haben drei Kandidaten viel Geld gewonnen. Auf die Frage des Moderators, was sie denn nun damit tun würden, nehmen sich zwei kaum Zeit zur Freude sondern sagen: „Von dem Geld ich kaufe mir ein Auto." Nur eine Kandidatin lässt sich Raum für ihre Freude und Überraschung. Sie lacht erst einmal ausgiebig und sagt schließlich: „Jetzt gehe ich erst einmal mit meinem Mann schön essen und dann überlegen wir ganz in Ruhe weiter, was wir machen."

 Tipps für die Praxis
Sich bewusst konzentrieren und Zeit nehmen für das, was gerade geschieht. So findet man Gewinn in vielen kleinen Dingen.

Auch für AltenpflegerInnen gilt, wer mit allen Sinnen bei *einer Sache* ist, nimmt Dinge bewusster wahr, deshalb kann es hilfreich sein, darauf zu achten:

- wenn ich esse, dann esse ich
- wenn ich zuhöre, dann höre ich zu
- wenn ich Pause mache, dann mache ich Pause
- wenn ich mich freue, dann freue ich mich.

■ *Relaxen mit Verstand*

Relaxen ist Selbstbelohnung und kann viele Varianten haben, jede AltenpflegerIn sollte eigene Rezepte und Vorlieben haben, die ihr regelmäßig helfen, sich zu entspannen. Statt Modetrends nachzugeben, die möglicherweise nicht nur ungewohnt sind, sondern auch schwer fallen, ist Gewohntes in der Regel hilfreicher.

Natürlich soll Aktivität dabei nicht ausgeschlossen sein. Wichtig ist lediglich, sich auf *bewusste* Entspannung einzulassen. Nur Beispiele sollen hier genannt werden.

4

Entspannungsverfahren
Autogenes Training
Diese Entspannungsmethode wird häufig empfohlen, doch es bedarf sicherer Anleitung, am besten durch ausgebildete Trainer und einiger Übung, um wirklich mental „abschalten" zu lernen. Ohne regelmäßige Übung gehen Erfolge leicht wieder verloren. Wer allerdings die Technik schließlich beherrscht, hat ein (fast) sicheres Rezept, sich in jeder Situation entspannen und sogar einschlafen zu können.

Progressive Muskelentspannung nach Jacobsen
Die Übungen sind leichter realisierbar, weil hier *Anspannung* geübt wird, die vielen in der Regel leichter fällt. Das Verfahren beansprucht viele Muskelgruppen und dient dazu, gezielt gegen Verspannungen vorzugehen, es trägt allgemein zum Wohlbefinden und zur Entspannung bei[18]. Wichtigste Voraussetzung ist eine konzentrierte Atemtechnik. Es gelten folgende Grundregeln (am Beispiel der Oberarmmuskulatur):

• Arm im Ellenbogengelenk anwinkeln
• Luft tief einatmen
• den Oberarmmuskel so fest anspannen, dass der ganze Körper zittert, Luft anhalten
• die Spannung ca. 4 Sekunden halten
• dann den Arm fallen lassen, den Oberarm entspannen, geräuschvoll ausatmen
• auf die Entspannung konzentrieren und dabei tief in den Bauch einatmen und ausatmen
• nach zwei Minuten alles wiederholen.

Die Übung kann für die Armmuskulatur ebenso wie für Rücken-, Bauch-, Bein-, Schulter- oder Gesichtsmuskulatur durchgeführt werden. Das Programm lässt sich sowohl im Liegen als auch im Sitzen oder Stehen durchführen.

Gesichtsmassage
Sie entspannt und belebt gleichzeitig. Die Massage kann jeder im Sitzen oder Liegen bei sich selbst anwenden, sie ist auch als Partnerarbeit sinnvoll:
- Haare aus dem Gesicht streichen, Hände mit Gesichtscrem einfetten
- Kuppen von Zeige-, Mittel-, Ring- und Kleinfinger beider Hände streichen die Stirn von der Mitte zum Haaransatz hin aus
- mit drei Fingern ebenso Ausstreichen der Augenbrauen einschließlich Oberlider bis hin zu den Schläfen
- ebenso Nasenflügel über den Jochbeinen bis zu den Schläfen ausstreichen
- etwas tiefer ansetzen und Nasenflügel, Oberkiefer- und Wangenbereich bis zum Ohransatz ausstreichen
- den geschlossenen Mundbereich, Oberkiefer und Unterkiefer von der Mitte her ausstreichen
- ebenso im Kinnbereich und unter dem Kinn ausstreichen
- alle Streichbewegungen langsam aber kräftig (mit leichtem Druck) 4–5 mal wiederholen.

Schnelle Hilfe für die Konzentration (Ohrmassage)[19]
Die Massage wird im Sitzen entweder bei sich selbst oder als Partnerarbeit durchgeführt und hat den Effekt, dass durch eine Durchblutungssteigerung des Ohr die Gehirndurchblutung und damit Aufmerksamkeit sofort positiv beeinflusst wird:
- Zeige- und Mittelfingerkuppen hinter dem Ohrläppchen auf den Schädelknochen (Warzenfortsatz) legen
- langsam kreisend hinter dem Ohr bis hoch zum Ohrmuschelansatz mit leichtem Druck massieren (3–4 mal)
- oberen Teil der Ohrmuschel zwischen Zeige-, Mittelfinger- sowie Daumenkuppe nehmen (Daumen innen)
- kräftig zum Rand hin ziehend ausstreichen (Finger von Ohrmitte bis zum Rand)

- etwa in der Mitte des Ohres Wechsel des Daumens von außen nach innen und Finger von innen nach außen
- Stück für Stück von Ohransatz bis zum Ohrläppchen ausstreichen (alles dreimal wiederholen)
- Schluss: Ausstreichen der Halslymphbahnen mit zwei Fingerkuppen vom Kieferwinkel zum Schlüsselbein hin.

 Tipps für die Praxis

Seminare für Pflegende nutzen, in denen Entspannungsverfahren und Selbstpflegeaktivitäten z. B. durch Massagen geübt werden können. Die Nachfrage nimmt zu und Reaktionen der TeilnehmerInnen beispielsweise auf Angebote der Autorin sind durchgehend positiv[33].

4

Der Zauber des Urlaubs

Relaxen gehört zum Urlaub, das zweifelt niemand an. Relaxen, also „zauberhaftes" Nichtstun, ist jedoch so wichtig wie „zauberhafte" Erlebnisse. Auch hier sorgt wiederum das richtige Gleichgewicht zwischen Aktivität und Entspannung für Wohlbefinden und echte Urlaubsstimmung. Wer des Guten zu viel tut, bewirkt schnell das Gegenteil:

- Nur schlafen und faulenzen ist schließlich kaum zauberhaft, sondern irgendwann wiederum ermüdend und macht lustlos.
- Pausenloser Unternehmungsdrang schafft Urlaubsstress und langfristig ebenso kaum Zauber und Wohlbefinden.

 Statt in ein Aktivitätsloch zu fallen, ist es erholsamer, ohne den Druck etwas tun zu *müssen*, für Lieblingsaktivitäten das richtige Maß zu finden.

Enttäuschungen und Unzufriedenheit vermeidet, wer die Ansprüche an sich und die Urlaubsgestaltung nicht zu hoch schraubt. Auch von allgemeinen, gesellschaftlichen Ansprüchen sollte sich niemand unter Druck setzen lassen, sondern tun, was gefällt, dem Träumen und dem Zauber Raum geben.

Möglicherweise kann Urlaub auf „Balkonien" wesentlich erholsamer sein, als eine teure Reise in ein lautes Hotel, in dem Ärger programmiert ist. Relaxen, träumen und genießen zu Hause wird vielleicht schönere und persönlichere Wohlfühlerlebnisse möglich machen, weil die Erwartung nicht so hoch angesetzt war.

Urlaubstipps

- ▶ Raus aus dem täglichen Einerlei, egal wohin.
- ▶ Das bunte Leben genießen.
- ▶ Aufatmen, sich entspannen, zu sich finden.
- ▶ Ruhe allein, Unterhaltung mit Freunden.
- ▶ Sich austoben.
- ▶ Gewohntes vergessen.
- ▶ Neues probieren.
- ▶ Was haben sie sonst noch vor?

Hier eine **persönliche Checkliste** auch für müde AltenpflegerInnen, die wenig Aktivität suchen, zur Auswahl:

- Lang vermissten Hobbys nachgehen, z. B. fotografieren, Handarbeiten, töpfern, malen
- Gartenarbeiten
- sich mit Tieren beschäftigen
- Kino-, Theater-, oder Konzertbesuch
- Spazieren gehen
- Einkaufsbummel
- Lesen, Musik hören
- mit netten Menschen essen
- sich in der Badewanne aalen
- im Liegestuhl den Wolken zusehen.

Die **Checkliste** in Tab. 8 hilft zu überprüfen, ob sich Belastungen und Entlastungen die Waage halten.

4

Tab. 8: Checkliste zur Selbstpflege – Belastung und Entspannung im Gleichgewicht?

Belastungen und Entspannungen im Gleichgewicht?	Bemerkung
Wie ist mein Lebensrhythmus? • Sorge ich für Regelmäßigkeit (z. B. beim Schlaf, Essen, im Schichtplan)? • Nehme ich viele Unregelmäßigkeiten in Kauf? • Sorge ich für regelmäßige Pausen?	
Wie bewusst erlebe ich meinen Alltag und meine Umwelt? • Bin ich mit allen Sinnen bei dem, was ich gerade tue? • Erledige ich viele Dinge gleichzeitig?	
Wie bewusst kann ich abschalten? • Schalte ich vollständig ab, wenn ich Pause mache? • Kann ich schwer abschalten? • Nutze ich regelmäßig Entspannungsverfahren?	
Wie nutze ich meinen Urlaub? • Schlafe ich mich aus und mache sonst am liebsten gar nichts? • Bin ich ständig auf Achse? • Beschäftige ich mich mit Dingen, für die mir sonst die Zeit fehlt? • Erhole ich mich bei Aktivitäten, die mir Freude machen?	

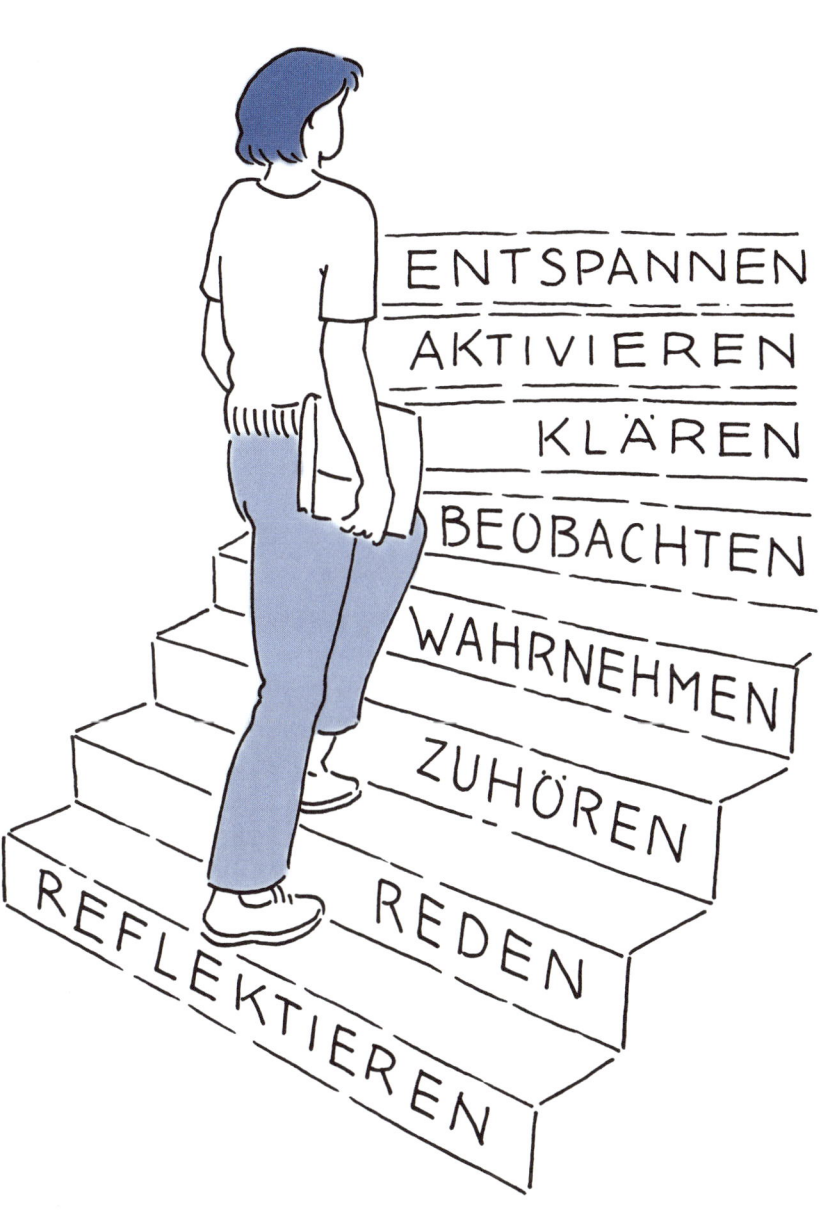

ENTSPANNEN
AKTIVIEREN
KLÄREN
BEOBACHTEN
WAHRNEHMEN
ZUHÖREN
REDEN
REFLEKTIEREN

Wer von sich sagen kann: „Bei mir ist alles im grünen Bereich",
kann dieses Kapitel getrost überspringen und das Buch weitergeben. Doch sollte mancher Abschnitt nachdenklich und aufmerksam gemacht haben, besteht Handlungsbedarf, denn Erkenntnis
allein bringt nicht weiter.

5.1 Meine Arbeit reflektieren

Reflexion bedeutet, die eigenen Arbeits- und Verhaltensweisen im
Gedächtnis zu „spiegeln", also sich zu erinnern, darüber nachzudenken oder „nachzusinnen". Wichtig scheint diese Methode, weil
im täglichen Arbeitstrubel vieles „untergeht" und wenig Zeit bleibt,
um eigene Verhaltensweisen zu überprüfen.
Es ist nicht immer leicht, sich Situationen nochmals bewusst zu
machen, doch wer Veränderung sucht, die professionelleres Arbeiten möglich machen, findet in der Reflexion einen wichtigen
Schlüssel.

 Tipps für die Praxis
Wer ein Geschehen für sich allein oder mit KollegInnen reflektiert,
bekommt immer auch Unterstützung und Sicherheit für sein Verhalten in ähnlichen Situationen.

Reflektieren ist eine Form der Selbstkontrolle, die Selbstdisziplin,
Offenheit und Ehrlichkeit erfordert. Wenn Mitarbeiter sich im
Team beim Reflektieren unterstützen, wird auch von „fachlicher
Fremdkontrolle" gesprochen. Viele AltenpflegerInnen sind ungeübt darin, ein Geschehen oder ein Gespräch erneut zu überdenken,
um so Motivationen und Verhaltensweisen klarer erkennen und
werten zu können. Deshalb ist Training für reflektiertes Verhalten
unbedingt erforderlich. Für Ungeübte ist es hilfreich, sich mit einer
Checkliste (☞ Tab. 9) auf die Reflexion vorzubereiten[20]. Die Checkliste ist in diesem Fall zur Unterstützung der Teilnehmer angelegt,
in ähnlicher Form sollte sich auch die KollegIn, die die Moderation
übernimmt, vorbereiten.

Tab.9: Checkliste zur Vorbereitung auf die Reflexion.

Rahmenbedingungen	Bemerkungen
• Ist Platz und Ruhe für die Reflexion vorhanden? • Ist der Zeitrahmen festgelegt? • Sind alle Mitarbeiter anwesend? • Wer übernimmt die Aufgabe des Moderators? • Sind alle Mitarbeiter vorbereitet?	
Inhaltliche Vorbereitung jedes Einzelnen: (Worüber möchte ich reden?)	
• Welche Situation war für mich im vergangenen Zeitraum schwierig? • Was ist mir dabei aufgefallen? • Welche Fragen habe ich aus der Situation an die Kollegen? • Was fällt anderen an der geschilderten Situation auf? • Worin möchte ich Unterstützung oder einen Rat? • Was möchte ich außerdem unbedingt ansprechen?	

Für AltenpflegerInnen bieten sich Reflexionen beispielsweise in Teambesprechungen als **Fallbesprechung** an. Das kann bedeuten, dass Pflegende über Erlebnisse mit einem Bewohner berichten, sich also wie in einem Film nochmals erleben. So wird es ihnen möglich, mit anderen darüber nachzudenken, wie sich jemand verhalten hat, warum bestimmte Dinge getan oder gelassen, gesagt oder nicht gesagt wurden und welche Änderungen schließlich hilfreich sein könnten.

Tipps für die Praxis

Um Reflexion zu trainieren, bietet es sich auch an, Situationen und Verhaltensweisen vorzu*spielen*, und dabei positive Änderungen zu erproben.

> Wer sich im gemeinsamen Austausch durch Reflexion trainiert, gewinnt wichtige Hinweise und Erkenntnisse für eigene Sicht- und Handlungsweisen.

Fallbeispiel

Ulrike ärgert sich über einen Bewohner. Herr Hauser belästigt sie ständig mit sexuellen Anspielungen. Im Teamgespräch sagt sie, sie wolle nicht mehr bei ihm arbeiten. Dabei erfährt sie, dass er nur ihr und einer zweiten Kollegin gegenüber anzügliche Bemerkungen gemacht hat. Es stellt sich heraus, dass alle anderen Kolleginnen Herrn Hauser deutlich zurechtgewiesen haben. Silke hat ihm beispielsweise klar gesagt: „Ich möchte, dass sie solche Reden in meiner Gegenwart unterlassen." Ulrike war es dagegen peinlich, überhaupt zu reagieren. Sie erinnert sich, nur gesagt zu haben: „Sie sind ja ein ganz Schlimmer!"

Ulrike im Fallbeispiel erfährt, dass die Kolleginnen in der gleichen Situation ganz unterschiedlich reagiert haben und Herr Hauser sich durchaus unterschiedlich verhielt. Sie ist ganz erstaunt, als ihre Kolleginnen meinen, sie habe dem Bewohner *keine Grenze* deutlich gemacht, sondern eher zum Weitermachen ermutigt. Es wird für sie eine Hilfe, klare Sätze der Zurückweisung zu üben.

Reflektieren kann auch heißen, mit Außenstehenden, die einem vertraut sind, in einem angemessenen Rahmen über alltägliche Erlebnisse zu reden. Dies kann dabei unterstützen, den Arbeitsalltag aufzuarbeiten und den Kopf wieder frei zu bekommen. Natürlich ist dabei darauf zu achten

- die Schweigepflicht nicht zu verletzen
- die andere Person durch „regelmäßiges Klagen" nicht zu überfordern.

Tipps für die Praxis

Regelmäßig Tagebuch darüber schreiben, was während der Arbeit in positiver oder negativer Weise geschehen ist. Es schafft Entlastung, weil so ein Thema „abgearbeitet" werden kann und „aus dem Kopf" kommt.

5.2 Reden und Zuhören können

Kommunikation bestimmt die Beziehung zwischen Menschen. Es gehört zu den wichtigsten Fähigkeiten von AltenpflegerInnen, verbal oder nonverbal über Inhalte und Gefühle kommunizieren zu können. Deshalb gilt es, diese Fähigkeit in besonderer Weise immer wieder auch zu trainieren.

5

 Immer geht es beim Reden und Zuhören um die zwei Seiten einer Nachricht:
- *Was* wird mitgeteilt?
- *Wie* wird etwas mitgeteilt?

■ Reden üben

Mit jemandem reden bedeutet also, darauf zu achten,
- *Was* sage ich inhaltlich? Dies macht den sachlichen Inhalt oder *Sachaspekt* einer Rede aus.
- *Wie* sage ich es? Damit wird der versteckte Inhalt oder *Beziehungsaspekt* einer Rede deutlich.

AltenpflegerInnen sollten spezielles Training nicht scheuen, um mit alten Menschen so reden zu lernen, dass sie nicht nur *richtig* verstanden werden, sondern auch unterschiedlichste Gefühle vermitteln können. Es geht in diesem Beruf beim Reden auch darum, dass beispielsweise Menschen mit Einschränkungen das Gesagte deutlich verstehen. In der Regel hören und fühlen alte Menschen sehr genau, nicht nur *was* gesagt wird, sondern auch *wie* es gesagt wird.

So kann beispielsweise der Satz: „*Ich helfe ihnen gleich beim Anzie-hen*" in sehr unterschiedlichen Betonungen ausgesprochen werden:

- *Drohend* (wenn du das nicht bald allein schaffst, werde ich dir aber Dampf machen)
- *Hektisch* (ja, ich komme ja gleich, aber eigentlich habe ich gar keine Zeit)
- *Beruhigend* (nur keine Unruhe, das kriegen wir schon gemein-sam hin)
- *Lachend* (nanu, was ist denn da jetzt schief gegangen?)
- *Erklärend* (ich bin gleich bei ihnen, nur noch einen Moment Ge-duld)
- *Mitfühlend* (das ist sehr mühsam/schmerzhaft für sie, ich sehe, sie brauchen Hilfe).

Wenn das, was eine AltenpflegerIn gegenüber einem Bewohner sag-te, *missverstanden* wurde, kann es viele Ursachen haben.

Ursachen beim alten Mensch:

- ist verwirrt
- fühlt sich nicht angesprochen
- fühlt sich nicht wohl und ist in seiner Aufmerksamkeit deshalb eingeschränkt oder besonders empfindsam
- Hört schwer, weil:
  - kein Hörgerät genutzt wird
  - das Hörgerät nicht funktionstüchtig ist
  - das Gerät fehlerhaft eingesetzt wurde.

Tipps für die Praxis

▶ Grundsätzlich darauf achten, sich beim Reden der anderen Per-son zuzuwenden und Blickkontakt aufzunehmen.
▶ Wichtige Dinge nicht „nebenbei" sagen!

Ursachen bei AltenpflegerInnen:

- beherrscht Kommunikationsregeln nicht:
  - ist unsicher im Kontakt mit anderen Menschen
  - ist hektisch, lässt sich keine Zeit zum Reden
  - kennt Regeln im Umgang mit Schwerhörigen oder beispiels-weise Dementen nicht.

- ist inhaltlich unklar weil
  - sie die Sprache nicht sicher beherrscht
  - sie zu viel auf einmal sagt
  - sie unsicher ist.
- beachtet den *Beziehungsaspekt* beim Reden nicht, findet nicht den richtigen „Ton".

Fallbeispiel

Mathias möchte eine Bewohnerin, die stark abgemagert ist und keinen Appetit hat, zum Essen ermuntern. Er fordert sie auf, den Mund zu öffnen. „Sie müssen aber essen, damit sie wieder groß und stark werden. Nun machen sie mal den Mund auf, Frau Bolden, erst einen Haps für Vati und dann einen für Mutti."

Es ist nahe liegend, dass die Bewohnerin im Fallbeispiel sich durch die unangemessene Aufforderung des Pflegers nicht erst genommen fühlt in ihrer Appetitlosigkeit. Der Pfleger hat es vielleicht gut gemeint, doch guter Wille ohne Einfühlungsvermögen kann wie in diesem Fall sehr verletzend sein. Mathias hat lediglich gedankenlos dahergeplappert. Frau Bolden *mag* nicht essen, sie *muss* auch nicht essen, wie der Pfleger meint, der mit ihr erst im Befehlston und dann wie mit einem Kleinkind redet. Die Frau wird wahrscheinlich niemals wieder groß und stark (oder dick und rund) werden und mit einiger Sicherheit sind auch ihre Eltern nicht mehr am Leben. Der Pfleger erinnert sie also lediglich schmerzlich an ihre Verluste, statt sie zum Essen zu motivieren. *Einfühlungsvermögen* wäre hilfreicher gewesen, beispielsweise ihr deutlich zu machen:

„Ich sehe, sie haben gar keinen Appetit. Es ist gar nicht so einfach, wieder zu Kräften zu kommen, wenn es nicht so schmeckt. Was haben sie denn früher immer gern gegessen? Möchten sie vielleicht mal eine Suppe probieren?"

 Botschaften bedürfen Einfühlungsvermögen (Empathie) und Klarheit. Nur so werden sie in dem Sinne verstanden, in dem sie gemeint sind. Dies gilt auch für das Zuhören (☞ unten).

■ *Die eigene Sprache prüfen*

AltenpflegerInnen, die deutsch nicht als Muttersprache erlernt haben, sind besonders gefordert, deutlich zu reden. Sie sollten sich stets bewusst machen, dass Sprache das wichtigste Mittel der Verständigung ist. Wer Sprache nicht sicher beherrscht, schafft Grundlagen für Missverständnisse oder sogar Gefahren. Dies gilt insbesondere gegenüber alten Menschen, die ein Leben lang feste Sprachgewohnheiten hatten. Es kann nicht erwartet werden, dass Bewohner sich auf holprige, unklare Sprechweisen unsicherer Mitarbeiter umstellen, um zu verstehen oder selbst gehört und verstanden zu werden.

Fachkompetenz bedeutet im Pflegebereich auch sprachliche Kompetenz.

Wer einen Beruf ausübt, in dem Sprache eines der wichtigsten Instrumente ist, sollte seine sprachliche Fähigkeiten bewusst erweitern und gezielt an der Verbesserung berufssprachlicher und umgangssprachlicher Fähigkeiten arbeiten.
Sprache ist Grundlage für wichtige Fertigkeiten wie
- Telefonieren
- Ausfüllen von Formularen
- Gespräche mit Bewohnern, Angehörigen und Kollegen.

Wer für andere unverständlich oder schwer verständlich spricht, schafft leicht Unsicherheit und Misstrauen.

Nur mit der Bereitschaft der Mitarbeiter, sich auf Bedürfnisse alter Menschen einzustellen, kann soziale und kulturelle Verständigung sowie Miteinander von Menschen unterschiedlicher Herkunft gelingen.

Wenn AltenpflegerInnen die deutsche Sprache nicht sicher beherrschen, sollte ihnen die Möglichkeit gegeben werden, sich in ihrer
Sprache nachweislich zu qualifizieren.

■ Pflegefachsprache trainieren

Nicht nur Mitarbeiter, die im Gebrauch der deutschen Sprache
nicht sicher sind, sollten ihr Arbeitswerkzeug Sprache kritisch prüfen und schulen, auch geschulte Pflegende sind gefordert, auf kor-
rekte Sprache Wert zu legen.

> Nicht allein das Beherrschen von Pflegetechnik macht kom-
> petente Pflege aus, ebenso selbstverständlich sollten sprach-
> liche und soziale Kompetenzen sein.

Erst kürzlich hat sich eine Arbeitsgruppe von Stations- und Be-
reichsleitungen mit „Unworten" in der Pflegekommunikation aus-
einandergesetzt und ist dabei zu haarsträubenden Ergebnissen gekommen[22].
So wurden Beispiele aus Dokumentationen und mündlichen Über-
gaben genannt: Ein Patient bzw. Bewohner
- *brabbelt* statt redet undeutlich/Sprache ist verwaschen
- *ist pflegeleicht* statt akzeptiert Pflege und sein eigenes Befinden
- *ist blau* statt zyanotisch
- *ist faul* statt antriebsarm
- *ist undicht* statt inkontinent
- *gibt bald den Löffel ab* statt ist moribund
- *biesel in die Hose* statt hat häufig eingenässt, ist inkontinent
- *wird gefüttert* statt erhält Hilfe beim Essen
- *wird gewindelt/gepampert* statt erhält (Inkontinenz) Einlagen
- *wird fertig gemacht* statt wird nach Plan gepflegt.

Derartiger Sprachgebrauch ist einer Pflegesprache unwürdig. Die
Beispiele zeugen nicht nur von Oberflächlichkeit, sondern machen

Inkompetenz und eine menschenverachtende Berufshaltung deutlich, die nicht geduldet werden kann.

 Tipps für die Praxis

▶ Nachlässigkeiten kritisch unter die Lupe nehmen und Sprache hinterfragen!

▶ Pflegefachsprache macht Kompetenz deutlich und benötigt Training und oftmals auch gegenseitige Korrektur.

Kommunikation ist unter anderem auch Maßstab für Fachlichkeit und Berufshaltung. Wer jedoch Pflege selbst durch seine Sprache abwertet, kann nicht erwarten, dass die gesellschaftliche Wertung steigt.

■ **Training der Kommunikation**

Reden und Zuhören in unterschiedlichsten Situationen zu üben, ist eine wichtige Voraussetzung dafür, richtig verstanden zu werden. AltenpflegerInnen, denen Zufriedenheit und positive Rückmeldungen in der Kommunikation mit Mitarbeitern, Bewohnern oder Angehörigen fehlen, haben vielfältige Möglichkeiten, um in Seminaren oder Weiterbildungen ihr eigenes Kommunikationsverhalten für *helfende Gespräche* zu trainieren[20]. Wichtig ist eine beiderseits befriedigende Kommunikation besonders bei

• Konfliktgesprächen (☞ 5.3)
• Klärungsgesprächen
• Beratungsgesprächen
• Gesprächen mit Menschen in Situationen mit starker Abhängigkeit oder Einschränkungen (Hörschäden, Demenz, Sterben).

Auch beim Reden vor mehreren Mitarbeitern, zum Beispiel in Teambesprechungen oder Veranstaltungen, sind AltenpflegerInnen gefordert. Hier ist wiederum Klarheit und eine gute Struktur ausschlaggebend dafür, wie etwas ankommt. Weiterbildungen in Moderationstechnik und Visualisierung werden deshalb auch von AltenpflegerInnen verstärkt genutzt (☞ 5.3).

Tipps für die Praxis

Es erleichtert die Kommunikation in größeren Diskussionsrunden, wenn die Mitarbeiter mit schriftlichen *Tischvorlagen* auf ein Thema vorbereitet werden. So sind Inhalte und Struktur einer Besprechung überschaubar, überprüfbar und nachlesbar.

 Um die Inhalte umfangreicher Reden für Zuhörer verständlich und anschaulich zu machen und um Redner zu entlasten, sollte immer für *Visualisierung* wichtiger Aussagen gesorgt werden. Auch in Teambesprechungen können Inhalte anschaulicher gemacht werden durch Gliederungen und Zusammenfassungen auf *Flipchart, Overhead Projektor mit Folien* oder durch *Tafelbilder*.

5

■ **Zuhören**

Zur Kunst erfolgreicher Gesprächsführung gehört ebenso wie beim *Reden*, Geschick im erfolgreichen *Zuhören*. Leicht kommt es zu Missverständnissen, Kommunikationsstörungen und Unzufriedenheit, wenn AltenpflegerInnen Professionalität im Zuhören fehlt. Immer geht es wie beim Reden auch beim Zuhören um die zwei Seiten einer Nachricht:
- *Was* wird mitgeteilt? (Sachaspekt)
- *Wie* wird etwas mitgeteilt? (Beziehungsaspekt).

Störungen entstehen womöglich, weil AltenpflegerInnen
- nicht zuhören *was* ein anderer sagt (Inhalt wird überhört)
- nicht empfinden, *wie* etwas gesagt wird (die Gefühle des anderen werden nicht wahrgenommen)
- den anderen unterbrechen
- nicht oder unangemessen auf die Nachricht des anderen reagieren
- in Mimik und Gestik etwas deutlich machen, was den anderen stört, z. B. durch einen strengen oder verbissenen Gesichtsausdruck.

Um mehr Zufriedenheit in der Kommunikation mit Bewohnern und Mitarbeitern zu erleben, ist es nötig, dass AltenpflegerInnen zum regelmäßigen Training in Gesprächstechnik bereit sind und Möglichkeiten dazu haben.

In der Regel interessiert die Menschen viel zu wenig, was andere sagen, sie sind beim Zuhören sehr schnell damit beschäftigt, eigene Reaktionen und Antworten zu überdenken. Dabei wird das, was der Gesprächspartner sagen möchte dann häufig nur noch „mit halbem Ohr" gehört.

Echtes Zuhören dagegen bedeutet, den eigenen Gedankenkreis zu verlassen und sich in die Situation und das Gesagte des anderen hineinzudenken. Diese Fähigkeit kann durch Training erworben werden.

Fallbeispiel

Eine alte Frau sitzt mit ihrer Tochter in der Herbstsonne auf der Parkbank. Von den Bäumen ist viel Laub gefallen, das Männer zusammenharken und in Plastiksäcke füllen. Nachdenklich schaut die alte Frau auf die welken Blätter und fragt ihre Tochter besorgt: „Werden die nun verbrannt?" Die Tochter überlegt und sagt schließlich: „Nein, ich glaube, die Blätter werden in Gärten verteilt, man kann sie untergraben zum Schutz und zur Wärme für die Pflanzen." „Ja, das ist schön", antwortet die alte Frau erleichtert.

Die Tochter im Fallbeispiel hatte aufmerksam zugehört und verstanden, worüber die Mutter im *eigentlichen Sinn* sprach und sich sorgte. Es ging unvorbereitet und mit nur wenigen Worten um das Thema Sterben. Für die alte Frau bedeutete Verbrennen etwas Bedrohliches. Sie wirkte erleichtert, weil die Tochter sie verstand. Die Tochter konnte der Vorstellung vom Sterben die Bedrohung nehmen, weil sie mit warmherzigen Worten die Bedeutung von Vergehen und neuem Werden im Sinne einer Erdbestattung beschrieb.

Paraphrasieren

Paraphrasieren bedeutet, etwas Gehörtes zu einem späteren Zeitpunkt mit eigenen Worten wiedergeben zu können[9]. Eine Übung dazu bietet sich beispielsweise bei abendlichen Nachrichtensendungen im Fernsehen an[10].

Fallbeispiel

Angelika hört und sieht sich die Abendnachrichten im Fernsehen bewusst an. Sie schaltet das Gerät aus und versucht, sich sofort zu erinnern, welche Themen insgesamt angesprochen wurden und was einzelne Personen gesagt haben bzw. welche nonverbalen „Signale" sie wahrgenommen hat. Sie macht sich unmittelbar nach der Sendung Notizen. Sie wiederholt das Erinnern beim Zähneputzen vor dem Schlafengehen. Am folgenden Tag versucht sie wiederum, sich zu erinnern und vergleicht ihre Erinnerung mit den Notizen. Nachdem sie auf diese Weise mehrmals ihr Gedächtnis und ihre Wahrnehmung trainiert hat, spürt sie, wie es ihr zunehmend leichter fällt, aufmerksamer zuzuhören und sich zu erinnern.

Um mit der Zeit mehr Informationen deutlicher aufnehmen zu lernen, ist es hilfreich, die Nachricht nicht nur verbal, sondern auch in Bildern „zu speichern"[10].

Schließlich sollte die o. g. Übungstechnik in die Praxis des Arbeitsalltages übertragen werden können. Wenn also eine Bewohnerin aus ihrem Leben erzählt, kann es das Zuhören und Erinnern der AltenpflegerInnen erleichtern, sich „ein Bild" zu machen.

Fallbeispiel

Die Bewohnerin Frau Kramer erzählt der Altenpflegerin Katja bei der morgendlichen Körperpflege, dass sie Köchin war auf einem großen Bauernhof. Sie erzählt von ihrem Leben dort und Katja stellt sich dabei vor, wie die Frau mit bunter Schürze ein Huhn schlachtet und rupft. Beide reden schließlich darüber, wie gut Hühnersuppe schmeckt und wie viele Entbehrungen Frau Kramer damals jedoch erlebt hat, weil sie im Krieg auch auf dem Bauernhof hungern musste.

Tipps für die Praxis

Es erleichtert das Zuhören, wenn sich der Zuhörer *Bilder* vorstellt, also in Gedanken „ein Bild macht". So werden Situationen nicht nur *gehört*, sondern *gesehen* und *erspürt*. Auch das Erinnern fällt leichter, wenn mehrere Sinneseindrücke, beispielsweise farbige Bilder oder Gerüche im Kopf des Zuhörers entstehen.

 Farben und Gerüche können beim Erinnern eine wichtige Rolle spielen.

Empathie zeigen

Das Gespräch zwischen Katja und Frau Kramer im Fallbeispiel war für beide zufrieden stellend, weil es der Altenpflegerin gelungen ist, Anteilnahme deutlich zu machen. Sie hat nicht nur mit den Ohren gehört, sondern sich auf die Situation der Erzählerin einstellen können. *Abgeblockt* hätte sie die Erzählung, wenn sie sofort mit eigenen Beispielen unterbrochen hätte. Viele machen diesen Fehler beim Zuhören, wenn sie erklären, sie hätten Ähnliches erlebt und dann von eigenen Erlebnissen und Erfahrungen berichten. Damit ist der Gesprächsfaden des Sprechers unterbrochen und abgeblockt. *Empathie* bei Zuhören deutlich machen heißt stattdessen, Verständnis und Annahme des Gesagten z. B. durch **Körpersprache** zu zeigen, also **positive** Signale zu senden. Es handelt sich anders gesagt, um **nonverbale Bestätigung**, z. B. durch

- aufmunterndes Kopfnicken
- zugewandte Körperhaltung
- Augenkontakt
- offener, interessierter Gesichtsausdruck
- leichtes Berühren (Hand, Arm)
- ausreden lassen.

Der Gesichtsausdruck ist der erste Eindruck, den andere Menschen von ihrem Gegenüber bekommen.

Manchmal werden Menschen gefragt, ob ihnen „eine Laus über die Leber gelaufen sei" und sie reagieren ganz erstaunt. Sie haben nicht gemerkt, dass ihr Gesichtsausdruck abwehrend, verbissen, streng oder gequält wirkt. Die erstaunte Reaktion der Gefragten macht deutlich, sie haben nicht einmal geahnt, wie sie auf andere wirken. Es ist nicht immer erforderlich zu lächeln, doch jeder Mensch sollte sich dessen bewusst sein, dass er mit seinem Gesichtsausdruck anderen etwas zeigt.

 Tipps für die Praxis
Warum nicht die Vielfalt mimischer Möglichkeiten nutzen, statt starr auf einen Gesichtsausdruck fixiert zu sein? Es macht nicht nur Spaß, die Vielfalt eigener Möglichkeiten zu trainieren, sondern hat mit Sicherheit positive Wirkung.

Eine lebhafte, aufmerksame Mimik gehört zur offenen Gesprächshaltung. Wer vorwiegend mit unbeweglicher Miene in die Welt sieht, verunsichert und blockiert seine Gesprächspartner und bekommt weniger positive Rückmeldungen. Doch nicht nur die nonverbale Rückmeldung, auch die verbale Reaktion ist entscheidend für ein „gutes" Gespräch. Immer gehört hierzu auch **verbale Bestätigung.**
Sie kann erfolgen durch Äußerungen wie
- richtig
- ja, das war gut
- genau so
- hmm …
- das stimmt.

Genau wie durch Mimik und Gestik ist bei verbalen Äußerungen wichtig, *Zustimmung* deutlich zu machen, also *Annahme* des Gesagten zu zeigen[9,10]. Häufig fällt gerade in Teamgesprächen auf, dass sehr schnell lediglich auf Fehler oder Unklarheiten beim Sprecher hingewiesen wird, statt erst einmal positive Signale zu senden. Es sind sicherlich auch Dinge gesagt worden, die es verdient haben, bestätigt zu werden, statt Gesagtes lediglich sofort „auseinander zu pflücken" und die „Haare in der Suppe" zu suchen.

Fragen stellen

Wer beim Zuhören Fragen stellt, sollte darauf achten, **offene Fragen** (so genannte W-Fragen) zu stellen, die zum Reden oder Erzählen **anregen**:

- Wie (… fühlen sie sich)?
- Wer (… hat ihnen geholfen)?
- Was (… ist passiert, als …)?
- Warum (… war es so schwer)?
- Worauf (… haben sie Appetit)?
- Wo (… war es so)?

Geschlossene Fragen werden dagegen in der Regel nur mit ja und nein beantwortet und **bremsen** das Reden einer anderen Person eher. Beispielsweise:

- Fühlen sie sich heute gut?
- Hat ihnen der/das geholfen?
- Ist es ihnen nicht gut gegangen damals?
- War es schwer für sie?
- Haben sie keinen Appetit?

 Fragen schließt mitfühlen und mitdenken ein.

Besonders alte Menschen fühlen sich leicht „ausgefragt" und durch Fragen „in die Ecke gedrängt". Es gehört auch hier viel Empathie und Training dazu, das richtige Maß zu finden. Beispielsweise ist unbedingt darauf zu achten, den Gesprächspartner durch die eigenen Fragen nicht zu überfordern oder zu verunsichern. Dieser Eindruck kann schon durch mehrere Fragen nach einander oder durch Fragen zu sehr persönlichen oder intimen Dingen ausgelöst werden.

Tipps für die Praxis

▶ Fragen sollen anregen und dem Sprecher das Signal geben: „Du *kannst* reden, (wenn du magst)."

▶ Fragen sollen nicht Aufforderungscharakter haben im Sinn von: „*Du musst jetzt antworten!*"

5.3 Konflikte bewältigen

In keinem Team bleibt es aus, dass Meinungsverschiedenheiten auftreten. Wenn mehrere Menschen miteinander zu tun haben, gibt es auch unterschiedliche Interessenlagen. Nicht immer sind Unstimmigkeiten zu verhindern, doch es sollte Ziel jedes Mitarbeiters sein, Konflikte rechtzeitig anzusprechen und eine Lösung anzustreben.

Fallbeispiel
Robert kommt häufig ein paar Minuten verspätet zum Dienst, darüber ärgern sich mehrere Mitarbeiter, denn die Dienstübergabe verzögert sich. Doch weil die Bereichsleiterin offenbar nichts dazu sagt, sind auch die betroffenen Kollegen still. Der unterschwellige Konflikt bleibt bestehen. Vermutungen nehmen zu, warum die Bereichsleiterin keine Klärung herbeiführt.

Dadurch, dass unterschwellige Konflikte vorhanden sind, aber nicht benannt werden, können ziemlich schnell schwierige Situationen im Team entstehen, unter denen die gesamte Arbeitsatmosphäre leidet. Um derartigen Entwicklungen entgegenzuwirken, ist es für jedes Team sinnvoll, sich in Konfliktklärung zu üben[9, 22]. Grundsätzlich sollten alle Teammitglieder dazu folgende Schritte verinnerlichen und trainieren:

• Probleme benennen
• Vermutungen und Interpretationen vermeiden
• Hintergründe klären
• Erwartungen ausprechen
• Bewältigungsstrategien und Vereinbarungen gemeinsam entwickeln
• Nicht Vergangenes beschreiben, sondern konkrete Ziele anstreben.

5

Was also im Fallbeispiel tun?

 Tipps für die Praxis

Angemessene Rückmeldung statt Vermutungen oder verletzende Bemerkungen.

Im Fall von Robert, dem säumigen Kollegen, könnte dies bedeuten, dass ein Teammitglied ihm sagt, dass mehrere Mitarbeiter ein Problem mit seiner Unpünktlichkeit haben und sie um ein gemeinsames Gespräch dazu bitten. Dieses klare Benennen einer Störung verhindert Verletzungen und schafft Transparenz. Es ist wichtig, dabei anzukündigen, dass weiterer Gesprächsbedarf zu dem Thema besteht, damit der Betroffene sich vorbereiten kann. Beispielsweise sagt die Altenpflegerin Astrid: „Robert, ich habe ein Problem damit, wenn du zu spät zum Dienst kommst, das geht auch anderen im Team so. Ich würde gern darüber in der Dienstbesprechung reden, passt es dir nächste Woche Mittwoch?"

In dieser so genannten Ich-Botschaft wird Robert von Astrid sachlich ohne Vorwurf mitgeteilt, was stört und wie sie damit umgehen möchte.

Im geplanten Gespräch kann schließlich über Hintergründe seines Verhaltens geredet werden. Möglicherweise können Probleme angesprochen werden, die Robert hat und das Verständnis füreinander kann wachsen. Trotzdem ist schließlich eine eindeutige Vereinbarung zu treffen, wodurch die Störung beseitigt und der Konflikt konstruktiv gelöst wird.

Spannungen ansprechen bedeutet, den ersten Schritt zu einem einführenden Satz zu finden, der ein weiteres Gespräch ohne Vorbehalte möglich macht. Beispielsweise mit den Worten:

- Robert, lass uns beide doch mal in Ruhe über … reden. Was hälst du von einem Gespräch morgen um …
- Ich möchte gern ein persönliches Gespräch mit ihnen. Ich habe den Eindruck, dass …
- Mich stört, wenn du …, können wir darüber heute nach Dienstschluss mal genauer reden?

Emotional gefärbte Vorwürfe und Bewertungen („Du fühlst dich überhaupt nicht verantwortlich.") lösen automatisch die Verteidigungshaltung beim Angesprochenen aus und sind deshalb zu vermeiden.

Sachliche Beschreibung eines Verhaltens und seiner Konsequenzen („du bist diese Woche drei mal zu spät gekommen, jedes Mal mussten vier Mitarbeiter auf dich warten.") ebnen den Boden für sachliche Reaktionen und gemeinsames Nachdenken.

Kritik annehmen bedeutet in erster Linie zuhören. Es ist niemals hilfreich für ein Konfliktgespräch, wenn ein Betroffener versucht sich zu rechtfertigen. Allein die Wortwahl „ja, aber" macht deutlich, dass die Kritik nicht verstanden wurde, sondern das ein „aber" diese abschwächen soll. Sinnvoller ist es in jedem Fall, solange erst einmal zuzuhören, bis verstanden wurde:

- Was ist mit der Kritik gemeint?
- Was will der Sprecher mir sagen?
- Was stört den Sprecher?

 Tipps für die Praxis

▶ Anregungen bzw. Kritik immer in Ruhe prüfen.
▶ Rechtfertigungen vermeiden.
▶ Wenn keine sofortige Entscheidung erforderlich ist, ist es manchmal sinnvoll anzubieten, darüber nachdenken und darauf zurückkommen zu wollen.

Wer kritisiert wird, sollte sich immer die Zeit nehmen, in Ruhe darüber nachzudenken, welche konstruktiven Anregungen in der Kritik stecken. Jeder Konflikt kann so schließlich eine Chance für positive Veränderungen sein.

5.4 Gewaltprävention verwirklichen

Gewalt ist immer eine Folge von besonderen Belastungen (☞ 1.3.2) innerhalb des Altenpflegeberufes. Deshalb sollte insbesondere diese Berufsgruppe lernen und sich regelmäßig darin trainieren, wie zu vermeiden ist, einerseits Opfer und andererseits Täter zu werden. Über ihre Ausbildung hinaus benötigen AltenpflegerInnen regelmäßige Begleitung, Schulung und Training, um gewaltgefährdete Situationen bewältigen zu können.

Vorwiegend sollte Unterstützung als Training zum praktischen Handeln[23, 24] erfolgen, um sichere Fähigkeiten zu erwerben zu:

- situationsbedingter Prävention von Gewalt
- handeln in gewaltvollen Situationen

■ Risikofaktoren und bedrohlichen Situationen erkennen

Gewaltbereitschaft

Um Gewaltbereitschaft Pflegebedürftiger rechtzeitig wahrnehmen zu können, sollten Pflegende wissen, dass es auf unterschiedlichen Ebenen Merkmale gibt, die auf erhöhte Gewaltbereitschaft hinweisen. Solche **gesellschaftlichen Merkmale** sind Lebensbedingungen, in denen sich Menschen ökonomisch und soziokulturell benachteiligt fühlen und Missachtung von Bedürfnissen alter oder kranker Menschen auffallen. Diese Merkmale sind besonders wichtig, wenn häusliche Pflege in Familien stattfindet. Hier kann Misshandlung oder Gewalt gegenüber Pflegenden die Fortführung eines bereits durch Gewalt gekennzeichneten Kommunikationsstiles sein. Ebenso ist Gewalt häufig Antwort auf früher erlittene Demütigungen durch die Umkehrung von Abhängigkeitsverhältnissen innerhalb einer Familie.

Individuelle Merkmale für Gefährdungen finden sich bei Menschen, die aufgrund besonderer Einschränkungen nur vermindert zu bewussten Handlungen in der Lage sind. Gewaltvolle Reaktionen geschehen immer dann, wenn in **Stresssituationen** kein Ventil gefunden wird. Dies betriff vorwiegend:

- Menschen mit Verhaltensstörungen
- Demente in Stresssituationen

- Menschen mit Missbildungen, die über lange Zeit Verletzungen ihres Selbstwertgefühl erlebt haben, was sie aggressiv gegenüber anderen gemacht hat.

Diese Merkmale sollten hauptsächlich ambulante Pflegedienste auf Gewaltgefährdungen hinweisen.

 In bestimmten Situationen, z. B. bei schwierigen Pflegebedingungen kann ein erhöhtes Risiko für Gewalt entstehen. So kann beispielsweise das Übergewicht oder eine Behinderung von Bewohnern Auslöser dafür sein, dass diese bewusst oder unbewusst rabiat oder unwirsch reagieren, weil sie mit ihren eigenen Fähigkeiten unzufrieden sind oder sich vom eigenen Körper enttäuscht fühlen.

5

Anzeichen für Gefahrensituationen
Es gehört in die Fachkompetenz Pflegender, gewaltgefährdete Situationen rechtzeitig wahrzunehmen, um Eskalationen weitestgehend vermeiden und sich und andere schützen zu können. Dazu bedarf es geschulter Fähigkeiten, um das Verhalten und die Stimmung des Gegenübers einschätzen, sowie sein situatives Befinden wahrnehmen und deuten zu können.

 Erfahrung ist ein wichtiger Faktor, um in gewaltvollen Situationen reagieren zu können, deshalb sollten Altenpfleger-Innen das Gespräch zu ihren Gewalterfahrungen im Team unbedingt suchen.

Anzeichen für gewaltvolle Ausbrüche können sein:
- deutliche Anspannung der Körpermuskulatur, der Mimik
- gesteigerte Unruhe
- erregtes, lautes Sprechen
- fahrige, irritierende Bewegungen.

Es kann gelingen, aufbrausende Menschen in dieser Situation zu beruhigen, wenn Anzeichen rechtzeitig und wachsam „entschärft" werden. AltenpflegerInnen sollten jedoch in einer gefährlichen Situation auch grundsätzlich ihr eigenes Verhalten wachsam zur Kenntniss nehmen. Zur Eskalation einer Situation kann es bereits dadurch kommen, dass ein Pflegebedürftiger beispielsweise

- die Pflegekraft nicht erkennt
- sich bloßgestellt fühlt
- sich in seinem Schamgefühl oder seiner Autorität verletzt fühlt
- sich überfordert fühlt
- Angst hat.

In Pflegesituationen kommt es dann nicht selten vor, dass Pflegende tätlich angegriffen werden.

5

■ *Bedrohliche Situationen vermeiden*

AltenpflegerInnen sind vorwiegend selbst von Gewalt betroffen, wenn sie unbewusst gewaltvolle Reaktionen bei Pflegebedürftigen auslösen. Schon wenn bei Pflegebedürftigen ein Gefühl der **Bedrohung** entsteht, kann aggressives Verhalten eine Pflegeperson unvermutet treffen.
Alle MitarbeiterInnen sollten deshalb wissen, wann und wodurch sich Pflegebedürftige bedroht fühlen und stattdessen für Entspannung des Pflegeklimas sorgen.

Es sind in der Regel unbedeutend erscheinende, jedoch in erster Linie für alte Menschen stressauslösende Situationen, also Druck, der sich in aggressiver Weise entlädt.

Insbesondere kann bei alten Menschen Gewalt ausgelöst werden, wenn diese

- sich angegriffen fühlen durch laute Ansprache, hektische oder zu körpernahe Bewegungen der Pflegenden

- nervös sind, weil sie (Zeit)Druck oder befehlsmäßige Anweisungen wahrnehmen
- sich verbal nicht verstanden fühlen
- selbst nicht verstehen (schwerhörig sind)
- sich in ihren Vorstellungen missachtet fühlen
- sich überfordert fühlen
- verwirrt sind und Unruhe um sich herum empfinden.

 Tipps für die Praxis

Stress für Pflegebedürftige im o. g. Sinne vermeiden, bedeutet automatisch gewaltfördernde Situationen reduzieren und für ein entspannteres Klima sorgen.

Gewaltprävention entsteht also durch entspannte Bedingungen für Pflege. Hierzu gehört:
- eine freundliche, zugewandte Atmosphäre ohne Hektik schaffen
- Isolation und Ausgrenzung von Pflegebedürftigen vermeiden
- klare Regeln und Grenzen im Umgang miteinander schaffen
- Verletzungen von Regeln deutlich benennen und zurückweisen.

 Tipps für die Praxis

Auch die Gestaltung von Abläufen in immer der selben Reihenfolge gibt Menschen, die sich leicht überfordert fühlen, Sicherheit und kann zur Entspannung des Pflegeklimas wesentlich beitragen.

Oft sind **Missverständnisse** Auslöser potentiell gefährlicher Situationen. Beispielsweise will ein Pfleger im Altenheim nach dem Essen den Tisch abräumen und für Ordnung sorgen. Er nimmt einen nicht geleerten Teller und eine Keksschachtel vom Tisch, als plötzlich ein Bewohner, der sich seines Essens und seiner, in der Schachtel versteckten Habseligkeiten beraubt sieht, mit dem Stock auf ihn einhaut.

Ausgelöst durch **alte Menschen** kann es leicht zu Missverständnissen kommen, wenn
- sie schläfrig, verwirrt oder unruhig sind
- Einschränkungen im Sehen, Hören, Schmecken, Sprechen bestehen.

Besonders bei diesen Menschen ist es wichtig, sie nicht zu überrumpeln, sondern sie möglichst viel einzubeziehen und gleiche Handlungsabläufe einzuhalten.

Pflegende können Auslöser für Missverständnisse und damit Gewalt sein, wenn sie
- hektisch, laut, (mit hoher Stimmlage) und autoritär auftreten
- sich unklar ausdrücken, wenig klare Regeln vermitteln
- unsystematisch arbeiten, unsicher sind.

Fallbeispiel
Altenpflegerin Jeanette erlebt im ambulanten Dienst heftige Gegenreaktionen, als sie sich laut und fordernd über eine in ihrer Wohnung sitzende, 76-jährige Frau beugte und auf sie mit den Worten einredete: „Hallo Frau, mach mal fix, musst doch heute in Badeanstalt, ich dich holen und anziehen, wo hast du dein Papier und wo Klamotten, ich suche schon mal Tasche für Wäsche."
Statt Unterstützung erntete die Pflegerin verständlicherweise Abwehr, Hilferufe und sogar körperliche Aggression.

Auch wenn Pflegende wie im Fallbeispiel nicht verstanden werden, weil sie zu leise oder zu laut reden, Sätzen zu lang sind, sie die deutsche Sprache schlecht beherrschen, oder sie zu viele Informationen auf einmal vermitteln wollen, kann dies Missverständnisse zur Folge haben und Gewalt durch Pflegebedürftige heraufbeschwören.

■ *Intervention in gewaltvollen Situationen am Beispiel*

1. Schritt: Eine Gefahrensituation konkret einschätzen. Hierzu gehört es, sich klar zu machen:
- Von wem geht die Aggression aus?
- Wie stark ist diese Person?
- Wen muss ich schützen?
- Wie kann ich mich schützen?
- Was kann ich tun?
- Welche Hilfe brauche ich?

2. Schritt: Die Aggression auf die Pflegeperson ziehen. (Also den Gewalttäter von anderen möglichen Opfern ablenken). Dies darf natürlich nur sehr durchdacht und ohne Provokation erfolgen. Hierzu gehört,

- laute, deutliche, möglichst namentliche Ansprache des Täters
- ablenken durch Bemerkungen und Handlungen
- dabei nötigen Abstand halten und körperliche Berührung vermeiden.

Fallbeispiel

Altenpflegerin Ute unterbricht einen Gewalttäter, der auf seinen Bettnachbarn einschlägt, mit lauter energischer Stimme: „Schluss jetzt, hören sie auf Herr Becker!" Dies wiederholt sie mehrmals energisch, aber nicht schreiend und bleibt dabei an der Tür stehen, um sich selbst zu schützen. Sie lenkt schließlich den Gewalttäter bewusst weiter von seinem Opfer ab und versucht langsam mit ihm in Augenkontakt zu kommen, indem sie vorsichtig das Zimmer betritt: „Hier bin ich Herr Becker, hören sie auf, ich bin Schwester Ute! Aufhören, Herr Becker, schauen sie mich an!"

 Tipps für die Praxis

Aus dem Verhalten der Altenpflegerin ergeben sich folgende Tipps:

▶ Lenken sie Gewalttäter bestimmt von seinem Opfer ab und auf sich

▶ Bewegen sie sich im sicheren Abstand vom Gewalttäter und vermeiden sie Nähe oder gar Körperkontakt

▶ Lassen sie die Zimmertür offen, um notfalls Hilfe holen zu können, aber schicken sie Zuschauer weg

▶ Versuchen sie Kontakt zum Täter zu halten und Hilfe für das Opfer durch andere zu organisieren. Andere Pflegende sollten nicht selbstständig eingreifen, sondern nur beobachten und Anweisungen durch die eingreifende Person abwarten.

Fallbeispiel

Die Altenpflegerin im o. g. Beispiel setzt nun ihre Intervention fort, indem sie weiter in das Zimmer geht und beruhigend auf den Aggressor einredet: „Was ist denn los, Herr Becker, so kenne ich sie doch gar

nicht, was macht sie so wütend?" Während sie sich um den Täter
kümmert, sollte sie versuchen, eine andere Person durch die offenen
Tür damit zu beauftragen, sich um das Opfer zu bemühen. Keinesfalls
sollte die Altenpflegerin Ute vom Täter ablassen und sich selbst dem
Opfer zuwenden. Es könnte zur Folge haben, dass der Gewalttäter
erneut aggressiv reagiert. Wichtiger ist, dass ein möglicher zweiter
Helfer Zuschauer wegdrängt.

Hat ein Gewalttäter von seinem Opfer abgelassen, sollten AltenpflegerInnen ein erstes kurzes Gespräch mit dem Täter führen, um
eine aggressive Situation ausklingen zu lassen. Damit der Täter sein
Gesicht wahren kann, sollte das Gespräch maximal fünf Minuten,
ohne Zuschauer und -hörer und auf gleicher Ebene möglichst
sitzend stattfinden. Altenpflegerin Ute fragt im o. g. Beispiel vielleicht: „Was ist passiert?" und bietet dann für den Täter an, sich
zurückziehen zu können, indem sie fragt: „Wollen sie jetzt erst
einmal eine Runde in den Garten gehen?"

Nachgespräch. Ein weiteres Gespräch mit einem Täter sollte stets
geplant sein und gut strukturiert, dass heißt themenorientiert stattfinden. Es sollte in nicht zu großem Abstand zur Tat erfolgen mit
dem Ziel:

- die Aggression deutlich verurteilen
- Grenzen setzen
- Folgen erneuter Aggressionen klarmachen.

Allen Beteiligten muss klar sein, dass es nicht um Verständnis
oder um Auslöser für eine Tat gehen kann, sondern um
Klärung, Missbilligung und dem Ausschluss von Wiederho-
lungen.

 Tipps für die Praxis

Es ist sinnvoll, dass ein Nachgespräch auf Leitungseben stattfindet.
So wird die Bedeutung der Bedrohung klar hervorgehoben.

Falsch verstandenes Mitleid oder das Vertuschen von Fehlverhalten hilft den Tätern und Opfern nicht, es wird stattdessen Verständnis signalisiert für Verhalten, das in keiner Form geduldet werden darf.

Im Fall von Gewalt durch Pflegende muss deutlich werden, dass der Schutz von Pflegebedürftigen erste Priorität hat, dass es keine Toleranz gegenüber Gewalt gibt und gewalttätige Handlungen sofortige rechtliche Schritte wie Kündigung und Anzeige wegen Körperverletzung zur Folge haben können.

5.5 Aktivierende Pflege realisieren

Weil Lehrbücher sich noch wenig mit aktivierender Pflege beschäftigen, ist es wichtig, dass AltenpflegerInnen sich hierin verstärkt üben und mit dem Thema beschäftigen.

Aktivierende Pflege im Sinn von pflegerischer Rehabilitation wird bisher in der Pflege alter Menschen nur unzureichend berücksichtigt.

Nach den Vorgaben der Pflegeversicherung soll Pflege u. a. aktivierend, d. h. auch **pflegerehabilitativ** wirksam sein (§ 11 SGB V, § 28 SGB XI). Dabei beschreiben die Pflegebedürftigkeitsrichtlinien Pflege als Prozess, der durch

- präventive
- therapeutische oder rehabilitative Maßnahmen
- und aktivierende Pflege

beeinflussbar ist.

Ziel aktivierender Pflege[34] gemeinsam mit rehabilitativen Maßnahmen soll es sein, die Selbstständigkeit des Pflegebedürftigen
- zu fördern
- zu erhalten
- wiederherzustellen.

Aktivierende Pflege hat zwei positive Seiten:
- Die Selbstfürsorge und Selbstständigkeit alter Menschen wird gefördert.
- Pflegende werden entlastet.

Tatsache ist, dass Menschen, die in unterschiedlichen Lebenslagen zunehmend Beeinträchtigungen empfinden, in der Regeln auch Bewältigungsstrategien entwickeln, um mit beispielsweise körperlichen Einschränkungen zurechtzukommen. Pflege übernimmt dabei Unterstützung und Anleitung. Pflege ist **nicht** grundsätzlich stellvertretende Übernahme von Tätigkeiten, die nicht selbstständig durchgeführt werden können. Pflege soll im Rahmen aktivierender Pflege in erster Linie
- beraten
- vermitteln
- beim Training unterstützen.

Fallbeispiel

Herr Wegner zog nach Amputation seines linken Beins ins Pflegeheim, weil seine Frau ihn nicht mehr versorgen konnte. Anfangs lag er nur im Bett, jeder Handgriff wurde ihm von seiner Frau abgenommen, die ihn täglich besuchte. Er benötigte Unterstützung bei allen Bewegungen, einen Rollstuhl lehnte er ab. Altenpflegerin Astrid, die als seine Bezugsbetreuerin eingesetzt war, hatte große Mühe, ihn im Bett zu bewegen und zu Eigenaktivitäten zu motivieren. Trotzdem übte sie täglich mit ihm die Mobilisation auf die Bettkante und schließlich in den Sessel. Sie sorgte für Hanteln, mit denen Herr Wegner die Muskel-

kraft seiner Oberarme trainieren konnte und erzählte ihm von den Möglichkeiten einer Beinprothese. Nach Wochen ließ Herr Wegner den Besuch eines Orthoptisten und einer Krankengymnastin zu und sich schließlich eine Beinprothese anfertigen. Nach einem halben Jahr ging er ohne weitere Hilfe an Stützen.

Herr Wegner im Fallbeispiel hat gelernt, trotz Einschränkungen auch ohne fremde Hilfe zurechtzukommen. Die kompetente Unterstützung und Anleitung durch die Altenpflegerin, die zunächst viel Arbeit für diese bedeutete, hat
- ihn zur Selbstständigkeit und Selbstfürsorge geführt und
- unterstützende Pflege weitestgehend eingeschränkt.

Für das Team bedeutete der Erfolg, das neue System der Bezugsbetreuung motiviert fortzuführen.

 Tipps für die Praxis
AltenpflegerInnen müssen nicht immer noch mehr tun.
Stattdessen sollten sie Bewältigungsstrategien alter Menschen im rehabilitativen Sinn fördern und Selbstpflege sowie Training zur Selbstständigkeit unterstützen.

Vielen AltenpflegerInnen fällt es jedoch noch schwer, die Ressourcen alter Menschen wahrzunehmen und sinnvoll, d. h. unterstützend für den alten Menschen zu nutzen. Obwohl inzwischen längst bekannt ist, dass es Menschen depressiv macht, wenn sie überbehütet werden, fällt es vielen Pflegenden schwer, die Selbsthilfekräfte Pflegebedürftiger anzuregen. Deshalb ist Fortbildung und Training im Sinn rehabilitativer Pflege in vielen Bereichen sinnvoll.

Fallbeispiel
Frau Haller benötigt nach einem Schlaganfall Hilfe beim Waschen am Waschbecken. Als Altenpfleger Jens ihr die Haare kämmt, sagt sie sehnsüchtig: „Wenn ich in den Spiegel sehen könnte, würde ich mir die Haare allein kämmen können." Gemeinsam prüfen beide, wie der Spiegel hängen müsste, damit sie sich im Spiegel sehen kann. Der Pfleger hängt am Nachmittag den Spiegel um und Frau Haller genießt es, sich

5

nun regelmäßig selbst zu kämmen und auch wieder ein bisschen zu
schminken.

AltenpflegerInnen vermitteln Pflegebedürftigen bewusst oder
unbewusst Botschaften. Diese machen dem Pflegebedürftigen entweder deutlich
- Du bist auf Hilfe angewiesen, also abhängig, hilflos

oder
- Du kannst es, du hast Ressourcen.

 Tipps für die Praxis
Es ist ein Fehler, alten Menschen das abzunehmen, was sie selbst
noch können. So entsteht lediglich „erlernte Hilflosigkeit".

Nichtwahrnehmen von Ressourcen und auch „gut gemeinte" Hilfe
kann sehr verletzend sein, wenn sie individuelle Bedürfnisse nicht
berücksichtigt, sondern Pflegebedürftigen „übergestülpt" wird und
diese entmündigt.

Fallbeispiel
Herr Giese ist 75 Jahre alt und wird fünf Tage nach einer Prostata-
operation zur Übergangspflege bis zur Entlassung auf die Pflege-
station eingewiesen. Der rüstige, ehemalige Ingenieur schreibt
während des Aufenthaltes dort an einem Buch und ist auch sonst
sehr aktiv. Altenpflegerin Gabi hat Nachtdienst, sie ist über die
Operation informiert und will Herrn Giese unterstützen. Während er
sich am Waschbecken wäscht, kommt sie ins Zimmer und sagt: „Herr
Giese, ich wasche Ihnen gleich den Rücken. Die Hose können sie auch
gleich runterziehen, damit ich sie vorn und auch den Po waschen kann."
Herr Giese ist tief beschämt. Die junge Frau ist ihm völlig unbekannt
und außerdem hat er noch nie Hilfe bei der Intimpflege benötigt.

AltenpflegerInnen können Pflegebedürftigen Erfolgserlebnisse verschaffen, statt bei jeder schwierigen Situation sofort einzugreifen
und selbst aktiv zu werden. Es wäre auch für Altenpflegerin Gabi

entlastender gewesen, wenn sie die Ressourcen des Herrn Giese wahrgenommen und genutzt hätte.

Oft wird Zeitdruck bei Pflegetätigkeiten vorgeschoben, um „alles schnell selbst erledigen" zu können, statt Pflegebedürftigen eine Chance zum Üben und zur Selbstständigkeit zu geben.

Zeitdruck und Mängel in der Arbeitsorganisation können nicht rechtfertigen, dass alten Menschen Selbstständigkeit genommen wird.

Um alte Menschen zur Eigenaktivität zu motivieren ist es wichtig,
- für Erfolgserlebnisse zu sorgen
- auf Erfolge und Fortschritte hinzuweisen.

Auch bei Misserfolgen ist es wichtig, zu vermitteln: „Das ist für sie zu schaffen, es braucht eben Übung.", statt zu vermitteln: „Das kann ich besser und schneller."

Selbstpflege und **Selbstfürsorge** nach dem Pflegemodell von Dorothea Orem sollte für alte Menschen auch in Pflegesituationen kein Fremdwort sein, sondern genutzt werden, um „erlernter Hilflosigkeit" entgegenzuwirken.

 Tipps für die Praxis
Wer wieder lernt sich selbst zu helfen, benötigt weniger Hilfe.

Selbstpflege ist immer an den individuellen Bedürfnissen orientiert und berücksichtigt bei Pflegebedürftigen die Bereiche
- Entscheidungen treffen
- Fähigkeiten haben
- Fertigkeiten besitzen.

Wenn AltenpflegerInnen bei Bewohnern in diesem Sinne bewusst nach **Selbstfürsorgepotententialen** suchen, werden sie wie in den Fallbeispielen mit Sicherheit erfolgreich sein zu Gunsten der Selbstständigkeit und des Selbstwertgefühls von Pflegebedürftigen und sich selbst bei Pflegetätigkeiten entlasten.

Auch regelmäßiges Training der o. g. professionellen Kompetenzen bedeutet für AltenpflegerInnen Selbstpflege. Zur Überprüfung, bei welchen beruflichen Fähigkeiten Trainings- und Fortbildungsbedarf besteht, damit Berufszufriedenheit wächst und auch fachlich fundiert ist, hilft die **Checkliste** in Tab. 10.

Tab. 10: Checkliste zum Training professioneller Fähigkeiten

Training professioneller Fähigkeiten	Bemerkung
Kann ich meine Arbeits- und Verhaltensweisen reflektieren?	
Kann ich reden? • Drücke ich mich inhaltlich klar aus? • Berücksichtige ich Grundsätze nonverbaler Kommunikation? • Beherrsche ich die Pflegefachsprache und übe ich mich darin? • Beherrsche ich Kommunikationsregeln und übe ich mich darin? • Bin ich in Konfliktgesprächen geübt?	
Kann ich zuhören? • Sind mir Störungen bewusst, die das Zuhören beeinflussen können? • Bin ich in der Lage, angemessen zu paraphrasieren? • Zeige ich Empathie beim Zuhören? • Kann ich angemessene Fragen stellen?	
Bin ich geübt im professionellen Umgang mit Konflikten? • Kenne ich Regeln der Konfliktbewältigung?	

5

Training professioneller Fähigkeiten	Bemerkung
Bin ich geübt im professionellen Umgang mit Konflikten? • Bin ich in der Lage, Spannungen angemessen anzusprechen? • Bin ich in der Lage, Kritik anzunehmen?	
Bin ich geübt in Gewaltprävention? • Kenne ich Risikofaktoren für Gewaltbereitschaft und bedrohliche Situationen? • Weiß ich, wie bedrohliche Situationen zu vermeiden sind? • Kann ich bedrohliche Situationen einschätzen? • Bin ich geübt, in gewaltvollen Situationen professionell einzugreifen und sie zu beenden?	

5

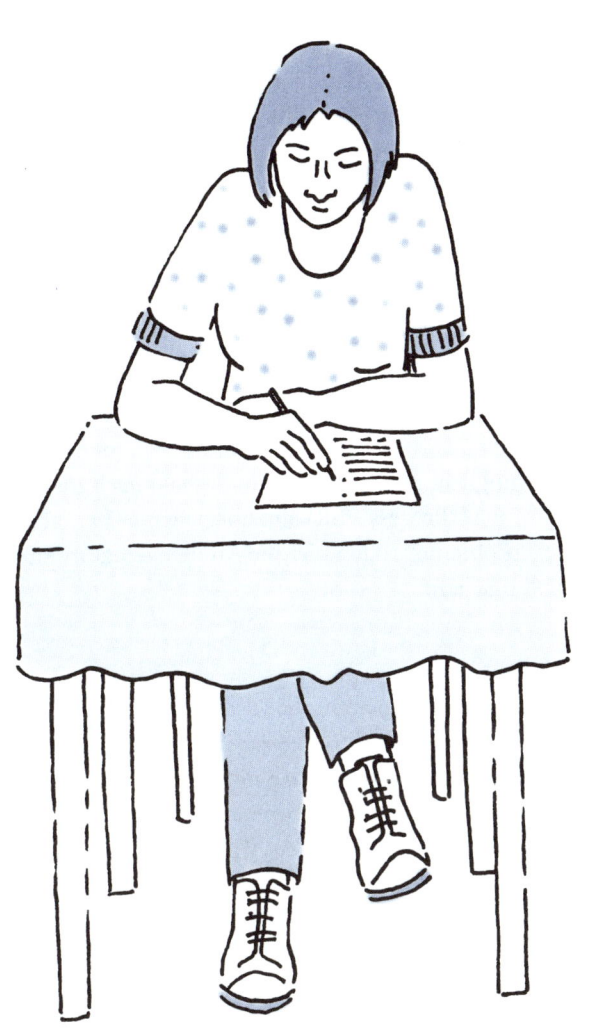

Ich setze gute Vorsätze um

6.1 „Selbstpflegeplanung"

Unter Umständen haben AltenpflegerInnen längst erkannt, dass sie die Schlüssel zur Zufriedenheit oder das Gleichgewicht vieler Dinge schwer finden (☞ 2.2.1 und 4.3). Sie wissen, Selbstfürsorge kommt zu kurz, weil eigene Einstellungen und Ansprüche im Wege stehen. Doch AltenpflegerInnen wissen auch, wo „Pflege-Probleme" auftauchen, ist eine Pflegeplanung angemessen. Also, warum es nicht auch einmal mit einer „Selbstpflegeplanung" versuchen?
Es wird höchste Zeit, für **„Selbstpflegeplanung der Pflegenden"**. Auch diese kann das Modell des Pflegeprozesses zur Grundlage haben. Auch Selbstpflege basiert auf Problemlösungs- und Beziehungsprozessen (☞ Abb. 3).

Nur im Miteinander von Mitarbeitern und Bewohnern wird echte Selbstpflege möglich, unerlässlich ist es deshalb auch hier, Bezugspersonen in den Prozess mit einzubeziehen. Drei allgemeine „Selbstpflegeprobleme" sollen hier die Ähnlichkeit zum Pflegeprozess deutlich machen:

Fallproblem A
Andere Dinge „müssen" immer erst noch erledigt werden, bevor für das, was auch noch wichtig scheint, nämlich Selbstfürsorge, Zeit ist. Doch stets gibt es Wichtigeres. Im Umkehrschluss bedeutet diese Einstellung jedoch schließlich: „Meine Ansprüche sind nicht so wichtig." Wer sich darin wieder erkennt, hat das (Pflege-) oder Trainingsziel:

 Meine eigenen Bedürfnisse sind wichtig.

Zu erreichen ist dieses Ziel, als würde eine Pflegeplanung für Pflegende entwickelt. Es wird also bewusst notiert, welche konkreten Maßnahmen der Selbstpflege in welchem Zeitrahmen geplant sind (☞ 4.1; Kap. 5), um das Ziel „meine Bedürfnisse sind wichtig" zu erreichen.

Auch Selbstpflegeplanung ist Problemlösungs-
und Beziehungsprozess:

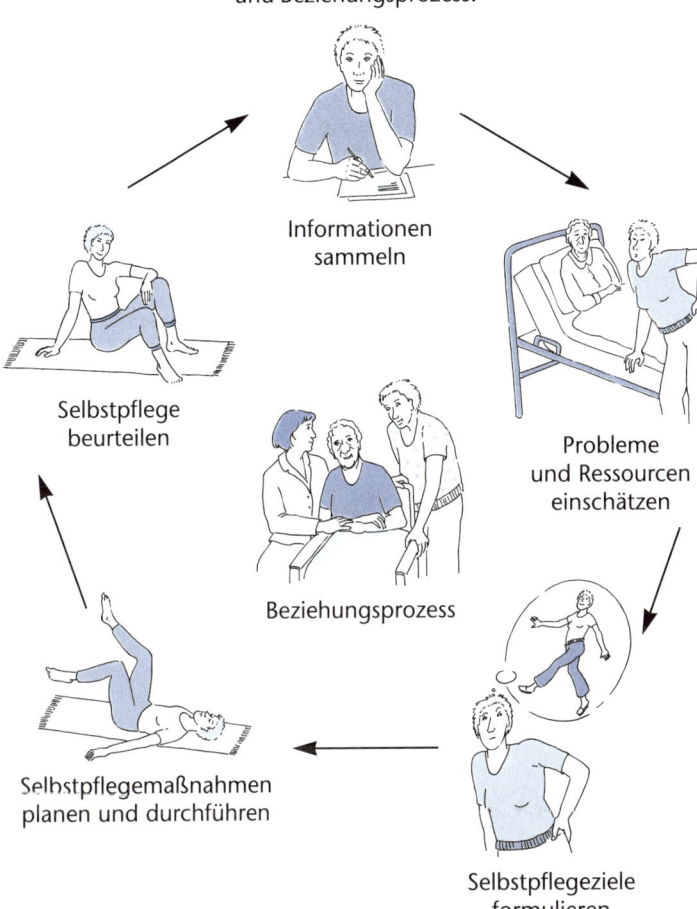

Abb. 3: Selbstpflegeplanung für Pflegende

Fallproblem B

*Eine Altenpflegerin ist der Meinung: „Ich habe gar keine wichtigen
Bedürfnisse der Selbstpflege und denke: „Selbstfürsorge ist etwas für
Schwächlinge." Jedoch auch mit dieser Einstellung erreichen Men-
schen, die sich ausschließlich als „Leistungsstar" sehen und für die Be-
dürfnisse bereits „Schwächen" zu sein scheinen, plötzlich unerwartete
Grenzen. Es bleibt auch für sie ein wichtiges (Pflege-) Ziel:*

Ich finde neben beruflichen Ansprüchen auch persönliche Bedürfnisse und erfülle sie mir regelmäßig.

Viele Maßnahmen bieten sich an, die die eigene Aufmerksamkeit
auf Bedürfnisse und Ansprüche lenkt (☞ Kap. 4, 5).

Fallproblem C
„Selbstfürsorge ist Selbstsucht", ist das Vorurteil dieser Menschen.
Hier ist ein weitreichendes (Trainings-) Ziel angemessen, das An-
sprüche und Bewertungen gerade rückt. Vielleicht bedarf es eines
ganz neuen Weltbildes und Änderungen des Rollenverständnisses als
Pflegende, um von „kleinkarierten" Denkweisen wegzukommen und
neuen Ansprüchen Raum gewähren zu können. Auch hier kann eine
Pflegeplanung den Weg weisen. Das Ziel könnte sein:

 Ich überprüfe meine Ansichten von Pflege.

Es gäbe auch hier viele Maßnahmen zu Nutzen des Betroffenen (☞
Kap. 2; 3, 5).

 Tipps für die Praxis
Es gibt Qualitätsbeauftragte. Es gibt Qualitätszirkel für Pflege.
Aber es gibt **keine** Qualitätszirkel für Selbstpflege. Warum nicht
auch Qualitätszirkel für Selbstpflege und Selbstpflegeplanung
gründen?

6.2 Durchhalten – aber wie?

Gute Vorsätze, auch Selbstpflegepläne, lassen sich jeden Tag formu-
lieren, Auslöser müssen ja nicht besondere Ereignisse wie Silvester
oder gar schlimme Erfahrungen sein. Oft steht der Wunsch nach
mehr Wohlbefinden oder Gesundheit für einen Entschluss, etwas

ändern zu wollen. Doch sowie es dann wieder aufwärts geht, sind die guten Vorsätze oft schnell vergessen oder lästig.

Um mit sich selbst nicht ständig hadern zu müssen, kann es hilfreich sein, den Selbstpflegeplan (☞ 6.1) als **Durchhalteplan** zu entwickeln².

Je konkreter solche Pläne sind, umso geringer ist die Gefahr, zu „schummeln" oder Vorsätze aus dem Auge zu verlieren. Auch wer sich alles auf einmal vornimmt, gerät in Gefahr, sich zu überfordern und schnell aufzugeben. Deshalb ist es wichtig, **Ziele** und **Wünsche konkret** zu machen.

▪ Am Anfang steht das Ziel

Beispielsweise ist das allgemeine Ziel: „Stress reduzieren" viel zu unklar und wenig konkret. Stressreduktion kann man beispielsweise erreichen durch Zeitpläne (☞ 3.1.2), die helfen, die Zeit besser einzuteilen. Stressreduktion ist auch möglich durch das Ermitteln stressauslösender Faktoren, durch Erlernen bestimmter Verhaltensweisen, durch entspannende Aktivität, durch Entspannungsrituale (☞ 4.3.2). Es gilt also, eine sinnvolle Maßnahme auszuwählen, denn wer sich alles auf einmal vornimmt, wird schnell überfordert sein und Schiffbruch erleiden.

Also wird beispielsweise als Ziel benannt, öfter mit dem Rad ins Grüne zu fahren. Dies ist schnell realisierbar, macht sogar Spaß und der Erfolg in Form der gewünschten Entspannung ist sofort spürbar.

 Tipps für die Praxis

Wer schnell Erfolg erlebt, fühlt sich ermutigt, weiterzumachen.

▪ Stufen der Verwirklichung

Wenn der Vorsatz klar ist, kann weiter geplant werden, was in welchen Stufen realisiert werden kann. Beispielsweise ist zu planen, wann etwas getan werden soll oder wie oft in der Woche, wann begonnen wird, was ist, wenn es regnet, (ist das Fahrrad überhaupt intakt) oder was muss eventuell vorher erledigt werden. Je genauer der Vorsatz durchdacht ist, umso leichter lässt er sich schließlich realisieren. Es geht also beispielsweise montags, mittwochs und freitags nach dem Frühdienst eine Stunde mit dem Rad in den Park, auch wenn es regnet.

Sehr erfolgreich ist es auch, in einer frühen Stufe vielleicht die Kommunikation mit Mitarbeitern bewusster zu trainieren (☞ Kap. 5). Wer sich bewusst überlegt, was er konkret üben möchte, wird über den schnellen Erfolg erstaunt sein und sicher motiviert weitermachen.

 Tipps für die Praxis

Vorsätze in Stufen umsetzen kann auch heißen, *jeden einzelnen Tag* als Stufe eines Vorsatzes zu erleben. Unter dem Motto: „Heute werde ich … Ob das morgen noch gilt, ist jetzt nicht wichtig."

Wie in der Pflegeplanung gehört regelmäßige Evaluation dessen, was erreicht wurde und Neuorientierung zu den Stufen, die das Durchhalten und Orientieren am großen Ziel Selbstpflege möglich machen. Die einzelnen Stufen können sich inhaltlich je nach ihrer Wirksamkeit ändern, auch Einzelziele werden häufig neu formuliert, doch der Regelkreis bleibt geschlossen, wenn auf Erkenntnisse (Probleme) die Stufen der

- Ziele
- Maßnahmen und
- Bewertungen (Evaluation) folgen.

■ *Unterstützung finden*

Jeder weiß, wie schwer es ist, die guten Vorsätze zu realisieren. Leicht tauchen Hindernisse auf, die beliebig viele Gründe liefern, einen Plan nicht einzuhalten oder zu ändern. In dieser Situation kann es hilfreich sein, jemand zu finden, der bei der Umsetzung allein durch Mitwissen unterstützt. Schon dadurch, dass ein guter Vorsatz mit einer vertrauten Person besprochen wird, kann die Motivation, durchzuhalten erhöht werden (☞ 4.2). Vielleicht lassen sich auch „Verbündete" finden, die selbst ein Ziel verwirklichen wollen und es ist darüber ein regelmäßiger Austausch möglich. Noch schöner wäre es natürlich, jemand zu finden, der ebenso Lust hat, Rad zu fahren und mitzumachen.

■ Anerkennung erfahren

Wer seine eigenen Bedürfnisse erkannt hat und dafür etwas tut, sollte sich nicht scheuen, innezuhalten und sich Erfolge auch immer wieder bewusst zu machen. Es können kleine Sätze sein, die das Erreichte in der Situation hervorheben und das Selbstwertgefühl und Wohlbefinden unterstützen. Beispielsweise:

- Ich fühle mich jetzt viel entspannter.
- Ich sitze hier in der Sonne, während andere vorbeihasten.
- Ich bin ziemlich zufrieden mit mir.
- Es geht mir richtig gut so.
- Prima, dass ich mich aufgerafft habe.

Auch der „Termin mit sich selbst" (☞ 4.1) kann für Anerkennung und Unterstützung gut sein.

Ebenso sollte es eine Belohnung geben, denn „Genießen ist erlaubt"(☞ 4.3.1), wenn jemand mit sich zufrieden ist und Vorsätze umgesetzt hat. Vielleicht besteht beim Radeln ja noch die Möglichkeit, am Eisstand anzuhalten oder es gibt eine zusätzliche Sonnenstunde. Auch ein flottes neues T-Shirt kann Belohnung sein.

 Tipps für die Praxis
Man kann sich auch mit einem selbstgepflückten Blumenstrauß belohnen, wenn das Taschengeld knapp ist.

Vielleicht gibt es auch ein Lob von der Freundin, die von dem Vorsatz weiß. Es ist auch nicht verwerflich, sich Anerkennung von Vorgesetzten oder Kollegen zu holen, z. B. indem ein Team sich in der Kultur regelmäßiger Rückmeldung zur geleisteten Arbeit übt (☞ 2.2.3).

6

■ **Rückfälle**

 Je regelmäßiger Aktivitäten durchgeführt werden, umso leichter werden sie zur lieben Gewohnheit.

Doch auch für die liebste Gewohnheit gibt es Gründe, sie ausfallen zu lassen. Wenn Termine nicht gehalten werden können, ist stattdessen vielleicht ein anderer Ausgleich möglich. Immer sollte der Selbstpflege-Stufenplan auch zur Unterstützung dienen, wenn Aktivitäten oder Bedürfnisse sich verändern.

Der Plan kann bei Rückfällen in alte Muster auch hilfreich sein, wenn eigene Einstellungen möglichen Erfolgen im Wege stehen und kritisch überprüft werden sollten (☞ Kap. 3).

Wenn die Lust für einen Vorsatz oder ein Ziel nachlässt, findet sich eventuell neue Motivation leichter in einer Gruppe (☞ 4.3.1) oder ein anderer Vorsatz bekommt jetzt mehr Bedeutung.

Statt zu resignieren, ist ein Innehalten und Überprüfen immer auch bereits schon der erste Schritt für Veränderung und Neuanfang mit neuen Zielen und Maßnahmen wie in der Pflegeplanung.

Wer einmal begonnen hat, sich selbst bewusster wahrzunehmen, wird Selbstfürsorge nie wieder ganz aus seinen Lebensstrategien verbannen können. Zumindest werden sich regelmäßig Anlässe finden, die signalisieren: „Da war doch so ein Gedanke …" Allein mit diesem Gedanken ist ja bereits wieder der erste Schritt getan für einen Neuanfang, ein neues Ziel gegeben. Schließlich ist ein Wort wie „aufgeben" im Rahmen der Selbstfürsorge unakzeptabel, es wird nur immer wieder einmal erforderlich sein, Ziele, Pläne und Maßnahmen

• zu überdenken
• anzupassen
• umzustellen,

um neu starten zu können.

Tipps für die Praxis

Bei Rückfällen immer im Auge behalten: Jeder Tag ist eine neue Chance, Ziele neu zu entwickeln und gute Vorsätze umzusetzen.

6

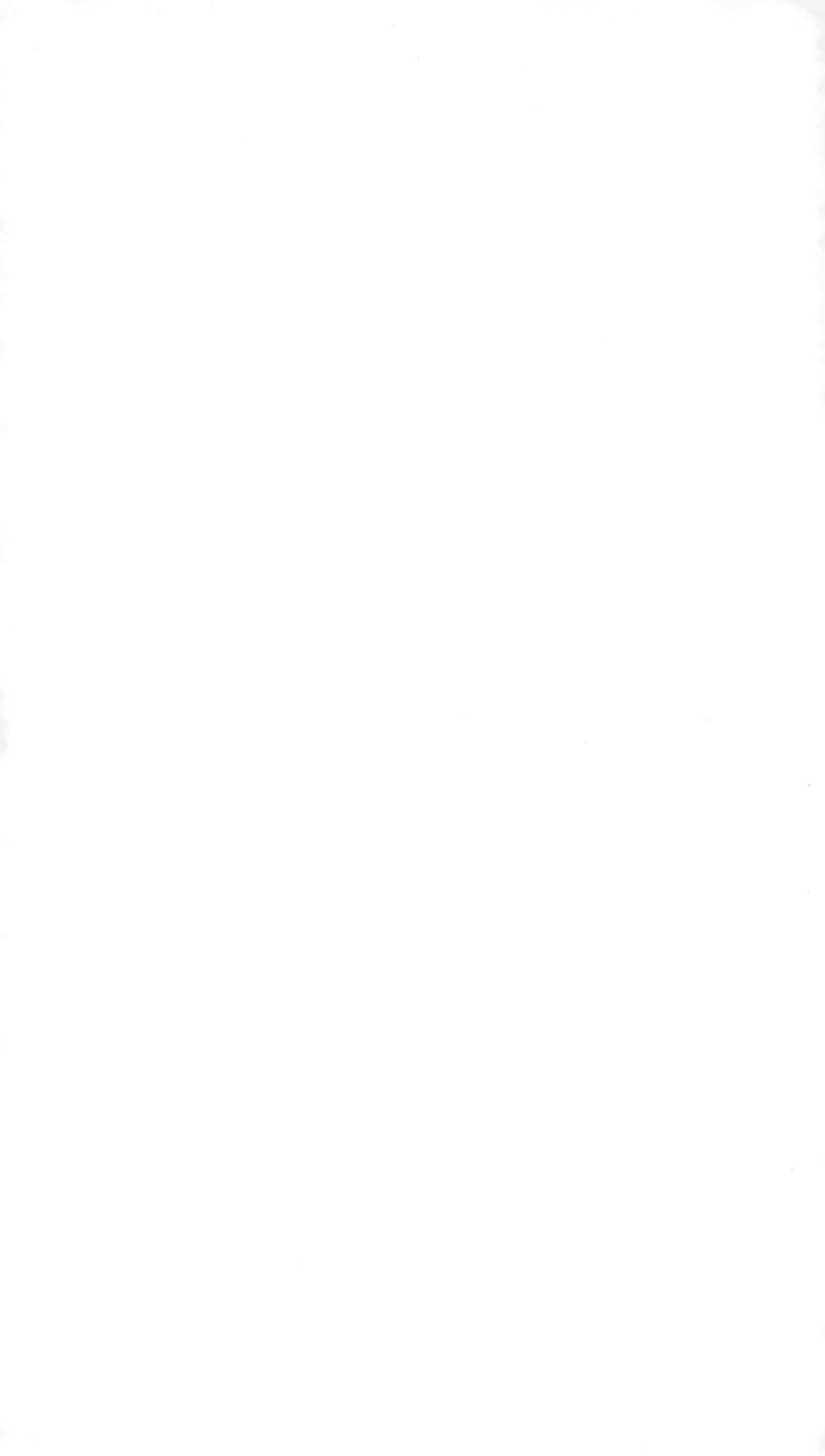

Literaturverzeichnis 7

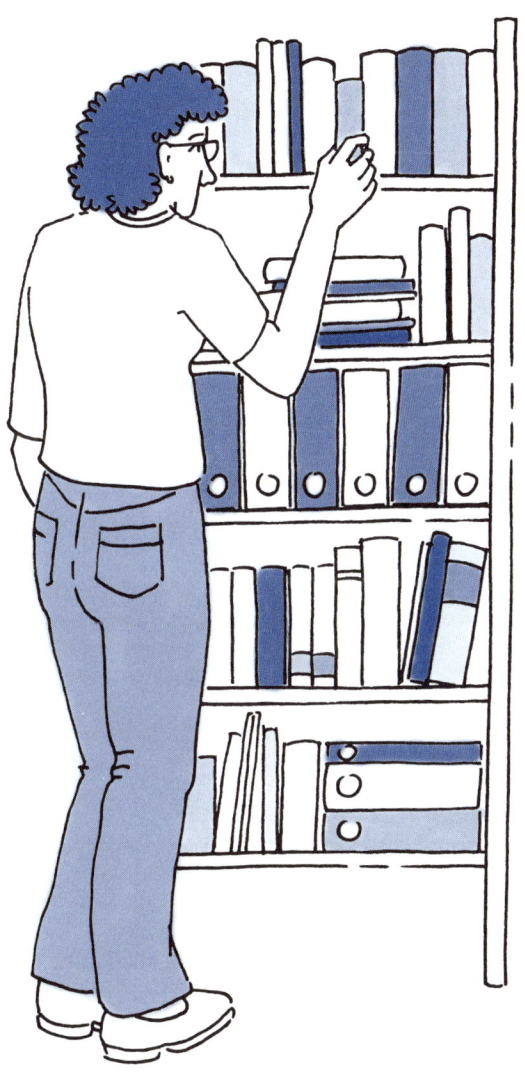

[1] DAK-BGW Gesundheitsreport 2000 Krankenpflege. Arbeitsbedingungen und Gesundheit von Pflegekräften in Deutschland. DAK, 20097 Hamburg

[2] Reinecker, H., Lutz, R.: Balance. Broschüre TK Schriftenreihe, Techniker Krankenkasse, Hamburg, 1995

[3] Becker, W., Meifort, B.: Altenpflege eine Arbeit wie andere? Berichte zur beruflichen Bildung, Band 2000. Bundesministerium für Berufsbildung; Berlin, Bonn, 1997

[4] Berufsmüdigkeit in der Altenpflege. Heilberufe 52, (2000) Heft 1

[5] Windemuth, Schweer, Schmidt, Bongers: Psychohygiene. Beltz Psychologie Verlags Union. Weinheim, 1996

[6] Zimber, Weyerer et al: Arbeitsbelastungen in der Altenpflege. Verlag für angewandte Psychologie bei Hogrefe Verlag, Göttingen, 1999

[7] Landauer et al: Beanspruchung des Pflegepersonals. Ministerium für Arbeit, Gesundheit und Soziales Baden-Württemberg. Stuttgart, 1991

[8] Kempe et al: Burn-Out. Ausbrennen. Unveröffentlicher Projektbericht. BAGS, Hamburg, 1998

[9] Ostermann, B. A.: Arbeitsbelastungen in der Altenpflege bewältigen. Beltz Verlag. Weinheim, Basel, 1999

[10] Birkenbihl, V. F.: Erfolgstraining. mvg Verlag. Landsberg a. Lech, 1996

[11] Petzold, H. G. et al: Frühe Schädigung – späte Folgen? Jungfermann Verlag. Paderborn 1993

[12] Schmidtbauer, W.: Die hilflosen Helfer. Rowohlt Verlag. Reinbek 1978

[13] Susen, G. R.: Der Geist in der Falle – Gesundheit beginnt im Kopf. Bibliomed Medizinische Verlagsgesellschaft. München 1994

[14] Die Betroffenen zu Beteiligten machen. Eckhard, T. in: Pflegezeitschrift, Stuttgart 1999, Heft 6

[15] Höfling, S.: Lustvoll arbeiten. Broschüre der TK Schriftenreihe. Techniker Krankenkasse. Hamburg 2000

[16] KDA Selbstpflegeblatt. Kuratorium Deutsche Altershilfe. Köln, 2000

[17] Uhlenbrück, G.: Alles kein Thema – ein Thema für alle. Reglin Verlag. Köln, 2000

[18] Alltag raus – Entspannung rein. Pawelzik, S. in: Heilberufe 52 (2000) Heft 1

[19] Werner, M.: Sanfte Massage mit ätherischen Ölen. Gräfe und Unzer Verlag. München, 1995

[20] Stanjek, K.: Altenpflege konkret Sozialwissenschaften. Urban & Fischer Verlag, München, Jena, 2001

[21] Domnowski, M.: Burnout und Stress in Pflegeberufen. Brigitte Kunz Verlag. Hagen, 1999

[22] „Wir wollen uns übergeben" Zur Qualität der Dienstübergaben am Beispiel pflegerischer Aussagen. Diskussionspapier der Arbeitsgruppe Stationsleitungen der Landesverbandes Bayern e.V. im DBfK. Pflege aktuell Heft 2, 2001, DBfK Verlag, Eschborn.

[23] Bojack, B.: Gewaltprävention. Urban & Fischer Verlag, München, Jena 2001.

[24] Misshandlungen erkennen, vorbeugen, und begegnen. Broschüre Kinderschutzzentrum, Berlin 1993

[25] Garg et al: biomechanical and ergonomic evaluation of patient transfering task. In Zimber [6]

26 Stanjek, K.: Altenpflege konkret Sozialwissenschaften. Urban & Fischer Verlag, München, Jena 2001

27 Bericht zum Fortbildungsforum Pflege. Mamerow, R. in: Die Schwester Der Pfleger 39 (2000) Heft 1

28 Psychologie. Bertelsmann Lexikon. Bertelsmann Lexikon Verlag, Gütersloh 1995

29 Professionelle Kompetenz in der Pflege. Prof. Dr. S. Bartholomeyczik in: Pflege aktuell (2001) Heft 5, 6, 7

30 Robert Bosch Stiftung (Hrsg.) Pflege neu denken. Zur Zukunft der Pflegeausbildung. Schattauer u. a. Stuttgart, 2000

31 Orem, D. E.: Nursing, Concept of Practice. Fourth edition, Mosby-Year Book. St. Louis 1991; zitiert in: Krusijswik, Jansen, Moster: Pflegeprozess, Ullstein Mosby GmbH, Berlin, Wiesbaden 1997

32 Keine Lust auf Sport? Apothekenumschau 51, August 2001, Wort & Bild Verlag, Konradshöhe GmbH, Baierbrunn, Quelle Uni Leipzig

33 Wer nicht genießen kann, wird selbst bald ungenießbar. R. Mamerow in: Die Schwester Der Pfleger (2001), Heft 4

34 Konzept Aktivierende Pflege. Dangel, B.; Korporal, J. in: Pflege aktuell (2000) Heft 11

35 Grafik aus: „Die Zeit", Nr. 34, 16. 8. 01. Quelle: OECD Economic Outlook (Zahlen von 2001).

7

Index

A

Abenteuer 108
Aktivierende Pflege 153
Alarmsignale 83
Anerkennung 167
Arbeitsklima 25
Arbeitssucht 119
Arbeitstechniken, entlastende 93
Aufmerksamkeit für mich 78
Autogenes Training 122

B

Balance 97
Bedrohliche Situationen 148
Belastung(en) 116
– Folgen 14
– gesellschaftliche 12
– institutionelle 12
– körperliche 9
– psychische 10
Berufszufriedenheit 36
Bestätigung 140
– nonverbale 140
– verbale 141
Bewusst Sein 120
Beziehungsaspekt 131
Bezugsbetreuung 155
Burnout 15

D

Dependent care 2
Distanz, professionelle 4
Durchhalten 164
Durchhalteplan 165

E

Eigene Bedürfnisse 78
Empathie 140
Entspannung 116
Entspannungsverfahren 122
Erfahrungen 69
– negative 69
– positive 69

Erfolgreich sein 39
Erschöpfung 83
Erwartungshaltung 58
Evaluation 166

F

Fallbesprechung 129
Fort- und Weiterbildung 30, 95
Fragen, geschlossene 142
Führungsverhalten 20
– mitarbeiterorientiert 20

G

Gefahrensituationen 147
Genießen 101
Gesichtsmassage 123
Gesundheitliche Situation 51
Gewalt 16
Gewaltbereitschaft 146
Gewaltprävention 146
Gleichgewicht 97
Gruppendynamik 24
Gruppenverhalten 24

H

Heiterkeit 111
Helfersyndrom 70
Hilfsmittel 92
Hobbys 125

I

Ich-Botschaft 144
Intervention in gewaltvollen Situationen 150
Ist-Situation 50

K

Kommunikation 136
Kompetenz 134
– sprachliche 134
Konflikte 143
– Gespräche 144
Konfliktklärung 143

Kontakte   112
– finden   113
– pflegen   113
Körpersprache   140
Krank sein   100
Krisenpläne   26
Kritik   42

L

Lachen   111
Lebensbereiche   98
Lebensrhythmus   117
Leitung   20
Leitungsstil   21

M

Meinungsverschiedenheiten   143
Minderwertigkeitsgefühle   72
Missstände   10
Missverständnisse   149
Mobbing   15
Motivation   88

N

Nein sagen   82
Netzwerkarbeit   32
Neuorientierung   166

P

Paraphrasieren   139
Pausen   119
Pflegebedingungen, schwierige   147
Pflegefachsprache   135
Pflegeklima   149
Pflegemodell   2
– fördernde Prozesspflege   2
– Selbstpflegemodell   2
Pflegerische Rehabilitation   153
Pflegesysteme   3
Probleme   58
Progressive Muskelentspannung   122

Q

Qualitätszirkel für Selbstpflege   164

R

Reden üben   131
Reflexion   128
Relaxen   122
Ressourcen   20
– alter Menschen   155
– persönliche   36
Rituale   90
Rückenbeschwerden   10
Rückfälle   168
Rückzugsmöglichkeiten   109
Rückzugsverhalten   72
Ruhe   109

S

Sachaspekt   131
Selbstabwertung   71
Selbstachtung   69
Selbstbewusstsein   65
Selbstfürsorge   86
– Checkliste   86
– im Beruf   87
Selbstkontrolle   128
Selbstmotivation   88
Selbstpflege   3
– alter Menschen   155
– bedarf   3
– bedürfnisse   3
– defizite   3
– der Mitarbeiter   31
– fähigkeit   3
– planung   162
– qualität   31
– unzureichende   86
Selbstpflegeblatt des KDA   84
Selbstwahrnehmung   69
Selbstwertgefühl   65
– angeschlagenes   71
Self care   2
Sorgfalt üben   79
Sozialräumliches Arbeiten   32
Spaß   110
Sprache   134
Stimmungslage   51
Stress   52
– -faktoren   53

– Anzeichen 54
– -reaktionen 53
Supervision 28, 95

T
Tagebuch 131
Teambesprechungen 95
Teilzeitarbeit 34
Training 106
Trainingsprogramm 108

U
Überlastung 83
Unsicherheit 72
Unterstützung 91, 166
– therapeutische 74
Unzufriedenheit 43
Urlaub 124

W
Werte, innere 70
Wertschätzung 40
– im Team 45
– wahrnehmen 40
Wohlbefinden 5
– Ebenen 5

Z
Zeitproblem 62
Zufriedenheit 36
Zufriedenheitserlebnisse 104
Zufriedenheitsmanagement 98
Zuhören 137
Zwischenmenschliche Beziehungen
  51